Obinger · Fit im Kreis

Matthias Obinger

Fit im Kreis

Zeitgemäßes Zirkeltraining von 8 bis 80

Limpert Verlag Wiebelsheim

Die Ratschläge in diesem Buch sind vom Autor und dem Verlag sorgfältig erwogen und geprüft, dennoch kann keine Garantie übernommen werden. Eine Haftung des Autors bzw. des Verlages und seiner Beauftragten für Personen-, Sach- und Vermögensschäden ist ausgeschlossen. Stets sind weibliche Adressaten gleichermaßen und gleichberechtigt gemeint, auch wenn der Text aus Gründen der Kürze und Lesbarkeit nur die männliche Form anführt.

Bibliografische Information der Deutschen Nationalbibliothek
Die Deutsche Nationalbibliothek verzeichnet diese Publikation in der Deutschen Nationalbibliografie; detaillierte bibliografische Daten sind im Internet über http://dnb.d-nb.de abrufbar.

1. Auflage 2015

www.limpert.de

Fotos: Matthias Obinger
Druck und Verarbeitung: Stürtz GmbH, Würzburg
Printed in Germany/Imprimé en Allemagne
ISBN 978-3-7853-1911-6

Inhaltsverzeichnis

1 Einleitung zum Thema Zirkeltraining

Das Zirkeltraining, Kreistraining, oder auch Circuittraining genannt erfreut sich seit Jahren verschiedenster Einsatzmöglichkeiten und Beliebtheit für Jung und Alt, für Schüler gleichermaßen wie für Vereinssportler, für Kinder wie für Senioren. Für Übungsleiter, Trainer und Lehrer stellt es aufgrund seiner einfachen Umsetzung und seines variablen Strukturrahmens und unkomplizierten Aufbaus sehr leicht die Möglichkeit dar, viele Teilnehmer respektive Schüler zu beschäftigen und diese ggf. einer Art Leistungskontrolle, beispielsweise in Form einer Notengebung, zu unterziehen. Für Vereinssportler, Hobbyathleten und Schüler liegt der (An-)Reiz und die Motivation eines Stationstrainings zumeist darin begründet, seine eigenen Leistungen unter stets gleichen Bedingungen zu überbieten bzw. sich mit anderen im Rahmen eines Wettkampfes zu messen.

Ausgehend von diesen klassischen Erfahrungen und Interpretationen des Circuittrainings im Sinne eines herkömmlichen, fremdgesteuerten Stationentrainings, entstanden so 100 konkrete und praxisrelevante Bewegungsarrangements zu den vier Hauptbeanspruchungsformen sowie zur Koordination. Das Hauptaugenmerk in diesem Buch liegt hingegen stets in der Realisation eines modernen, selbstgesteuerten Lösens von Bewegungsaufgaben und Arrangements. Dabei geht es also nicht um ein stupides Wiederholen bestimmter Übungen sondern vielmehr um ein Miteinander-Lösen von Bewegungsarrangements.

Zu jeder der vier Hauptbeanspruchungsformen Ausdauer, Kraft, Schnelligkeit und Beweglichkeit sowie zum Themengebiet der Koordination werden jeweils 20 Arrangements beschrieben, die zielgruppenübergreifend variiert bzw. umgestaltet werden können. Als denkbar und durchführbar im Sinne eines gemeinsamen Erfahrenlernens zählen dabei Zielgruppen wie etwa Schüler, Vereinssportler, Senioren, Jugendliche und (Kindergarten-) Kinder gleichermaßen.

Um den Fokus auf das Lösen von Bewegungsarrangements bzw. auf das Sich-Hineinversetzen in Bewegungsaufgaben zu unterstreichen, wird im Folgenden die Begrifflichkeit des Lernenden, welcher sich mit den Aufgaben auseinandersetzt, verwendet. Dieser Begriff steht stellvertretend für den Athleten, den Übenden, den Teilnehmer, Sportler usw. und soll dem übergeordneten Prinzip des Sich-Beschäftigens mit der Bewegungsaufgabe Rechnung tragen.

Am Ende des Buches befindet sich im Anhang ein Sachwortregister (siehe Tabelle 5), das alle angeführten Bewegungsarrangements in Abhängigkeit des benötigten Spielmaterials in alphabetischer Reihenfolge aufführt. Dazu zählen beispielsweise Gerätschaften wie Bälle, Weichbodenmatten, Langbänke usw.

Ferner findet sich im Anhang eine Übersicht (siehe Tabelle 3), das alle Arrangements inkl. ihrer jeweiligen Kennnummer alphabetisch auflistet. Die Kennnummern setzen sich aus der Kategorienummer der übergeordneten Zielkategorie und der von eins bis 20 durchnummerierten Bewegungsaufgabe zusammen (siehe Tabelle 1).

Des Weiteren lässt sich aus dieser Tabelle auch ablesen, welche Bewegungsarrangements mit dem Partner, also gemeinsam bzw. abwechselnd/nacheinander ausgeführt werden, und zeigt ferner den Schwierigkeitsgrad (leicht, mittel, schwer) der Station an.

Tabelle 1: Gliederung der Stationen nach der übergeordneten Zielkategorie

Kategorienummer	übergeordnete Zielkategorie	Kennnummern
1	Koordination	1.1 bis 1.20
2	Ausdauer	2.1 bis 2.20
3	Kraft	3.1 bis 3.20
4	Schnelligkeit	4.1 bis 4.20
5	Beweglichkeit	5.1 bis 5.20

Struktur der einzelnen Bewegungsaufgaben

Sämtliche Bewegungsaufgaben in den Praxiskapiteln folgen stets dem gleichen Aufbau und sind, wie bereits erwähnt, so dargestellt, dass sie der thematischen Ausrichtung der vier Hauptbeanspruchungsformen sowie der Koordination untergeordnet sind. Darüber hinaus lassen sich aus jedem Bewegungsarrangement der Material- bzw. Gerätebedarf, der Organisationsrahmen, die Variationsmöglichkeiten und Schwierigkeitsgrade sowie weitere Zielkategorien und Realisationsmöglichkeiten, gemeinsam oder abwechselnd/nacheinander, anhand der im Folgenden aufgelisteten Piktogramme ablesen (siehe Tabelle 2).

Tabelle 2: Struktur der einzelnen Bewegungsaufgabe

Material/Geräte	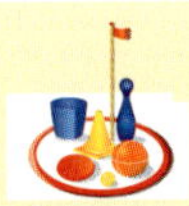
Aufbau/Organisation	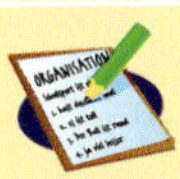
Aufgabe	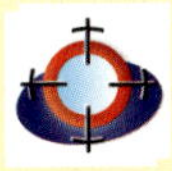
Variationen	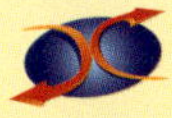
Realisation	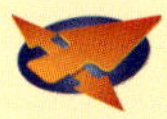
Schwierigkeitsgrad	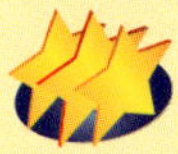
Weitere Zielkategorie	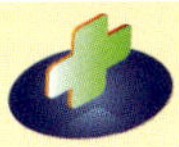

2 Zum Leitgedanken des modernen Kreistrainings

Die Umsetzung des klassischen Models des Kreistrainings ist stets geprägt von fremdbestimmtem Handeln. Konkret äußert sich dies in einem detailgetreuen, stupiden Nachahmen von bestimmten Bewegungsabläufen mit dem Ziel, so viele Wiederholungen wie möglich innerhalb einer vorgegebenen Zeit zu schaffen und ggf. ein besseres Resultat zu erzielen als der Partner. Kurz gesagt geht es bei dieser Art der unreflektierten Interpretation beim Stationstraining ausschließlich um einen „Kampf gegen die Uhr" bzw. um einen „Kampf Mann gegen Mann". Ziel dabei ist es stets mehr Wiederholungen zu schaffen als der Partner. Ein Model, das insbesondere bei der Thematik von Notengebung in der Schule bzw. bei der Überprüfung von Normtabellen Anwendung findet. Allerdings muss bei dieser Art der Umsetzung klar sein, dass die Dimensionen des Lösens von Bewegungsarrangements ebenso auf der Strecke bleiben wie das konkrete Hineinversetzen des Lernenden in die Bewegungsaufgabe.

In diesem Buch geht es aber keineswegs darum, sich dem klassischen Gedanken des Zirkeltrainings vollends zu entziehen. Vielmehr steht im Fokus, dieser Form etwas mehr Leben einzuhauchen und ihr eine andere Realisationsmöglichkeit gegenüber zu stellen. Konkret bedeutet dies aber auch, dass die „Klassiker", die altbewährten Stationen des Kreistrainings, nach wie vor Anwendung finden sollen, allerdings mit einer anderen Sinngebung und Interpretation (siehe Abbildung 1).

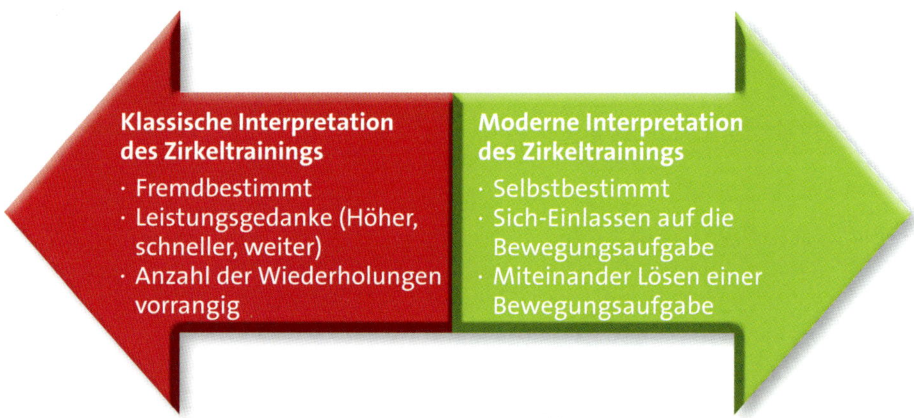
Klassische Interpretation des Zirkeltrainings
· Fremdbestimmt
· Leistungsgedanke (Höher, schneller, weiter)
· Anzahl der Wiederholungen vorrangig
Moderne Interpretation des Zirkeltrainings
· Selbstbestimmt
· Sich-Einlassen auf die Bewegungsaufgabe
· Miteinander Lösen einer Bewegungsaufgabe

Abbildung 1: Klassische vs. moderne Interpretation eines Kreistrainings

Während also bei der klassischen Interpretation der leistungssportliche Aspekt des „Höher-Schneller-Weiter" im Vordergrund steht, geht es bei der modernen, pädagogischen Ausrichtung übergeordnet um das Sich-Einlassen auf die Bewegungsaufgabe, welches die Eigeninitiative und Kreativität den Lernenden in den Fokus rückt. Dabei wird der Lernende „aufgefordert", Lösungen für ein Bewegungsproblem selbst zu entwickeln, etwas zu vagen und zu erproben. Zentrale Fragen des Lernenden beim Lösen von Bewegungsarrangements können also lauten:

- Welche Möglichkeiten gibt es...beispielsweise ein Hindernis zu überwinden?
- Was passiert, wenn...?
- Welche Konsequenz hat...?

- Wie gelingt es mir...?
- Warum hat meine Aktion folgende Reaktion zur Folge?

Innerhalb dieses Kreistrainings sollen daher also Lernmöglichkeiten und -wege gefunden werden, in denen die Schüler die Potentiale ihres Körpers und ihrer motorischen Leistungsfähigkeit als solche erfahren und einschätzen lernen können. Derartige Körpererfahrungen schließen selbstredend die des Partners mit ein, schließlich bietet das gemeinsame Sporttreiben unmittelbar spürbare zwischenleibliche Erfahrungs- und Lerngelegenheiten (vgl. u.a. Lange, 2013a). So können innerhalb eines Kreistrainings je nach Organisation und Akzentuierung die unterschiedlichen persönlichen Ausprägungen in den Dimensionen der motorischen Hauptbeanspruchungsformen und der Koordination von den Lernenden herausgefunden werden.

Gerade dieses selbstbestimmte Auseinandersetzen mit den einzelnen Arrangements im Lichte einer Verbindung von körperlichen Erfahrungen mit kognitiven und auch emotionalen Prozessen bietet die Möglichkeit Bildungspotentiale freizusetzen.

Die Lernenden sammeln während ihrer Übungsprozesse Bewegungserfahrungen, die es ihnen im Laufe der Zeit ermöglichen, vielfältige Strategien zum Lösen der Bewegungsaufgaben zu entwickeln. Durch das permanente Auseinandersetzen im Sinne eines Sich-Einlassens auf die Bewegungsaufgabe sowie eines ständigen Reflektierens der eigenen Lösungsstrategien lernen sie verschiedene Möglichkeiten kennen, die an sie gestellte Anforderung der Bewegungsaufgabe zu bewältigen. Dabei spielt das direkte Hineinversetzen des Lernenden eine ebenso große Rolle wie das indirekte Beobachten des Partners, welcher von außen das Handeln beobachtet, später nachahmt und weiterentwickelt (vgl. Abbildung 2).

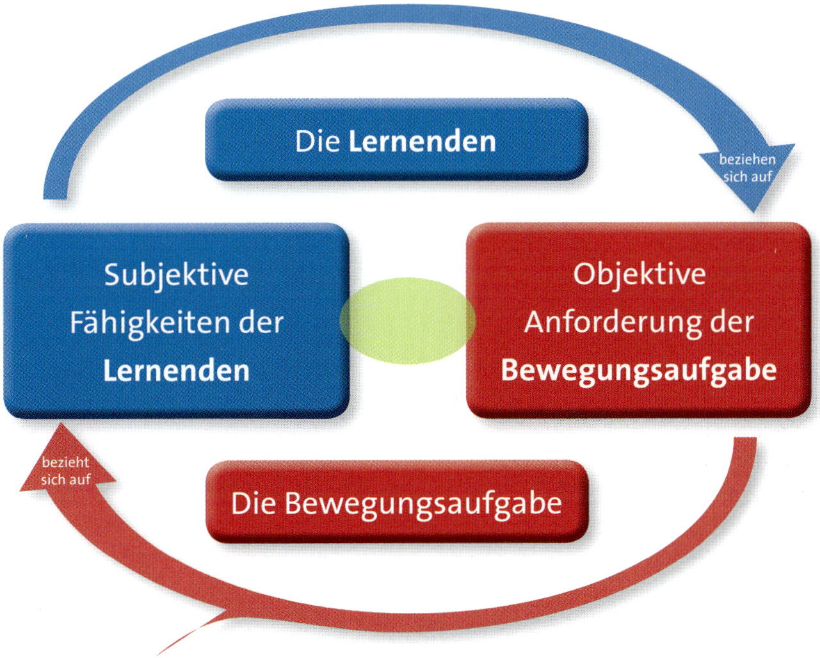

Abbildung 2: Aufeinander-Bezogenheit der Lernenden und der Bewegungsaufgabe (in Anlehnung an Lange, 2013b, S. 12)

Im Kontext dieses ständigen Entwickelns, Reflektierens, Austauschens und Rückkoppelns innerhalb der einzelnen Arrangements werden Synergien geschaffen, die die Lernenden auf ein immer höheres Niveau im Sinne einer Erweiterung des eigenen Bewegungsschatzes hebt.

3 Organisation eines modularen Zirkeltrainings

Wie bereits eingangs erwähnt, gibt der Aufbau der Spielesammlung eine Orientierung zu möglichen Übungsschwerpunkten (Kraft, Ausdauer, Schnelligkeit, Beweglichkeit und Koordination) sowie Hinweise, welche motorische(n) Hauptbeanspruchungsform(en) das jeweilige Arrangement ansprechen kann (siehe Tabelle 4).

Die Organisation des Zirkeltrainings in diesem Buch orientiert sich an einem Baukastenprinzip. Sämtliche Arrangements bzw. Bewegungsaufgaben sind in Form von Modulen (M1 bis M20) den jeweilig übergeordneten Hauptbeanspruchungsformen sowie der Koordination zugeordnet (siehe Abbildung 3).

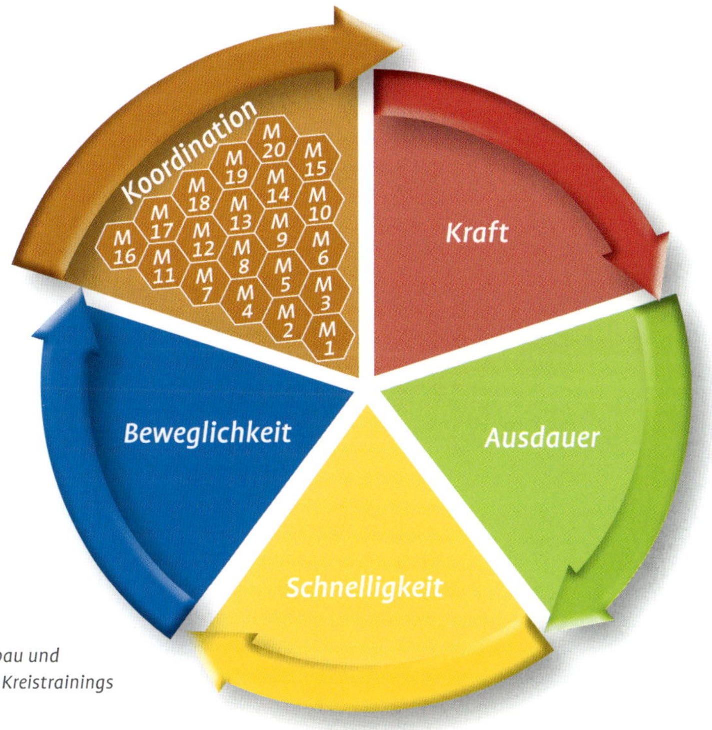

Abbildung 3: Aufbau und Organisation des Kreistrainings

So lassen sich je nach Könnensstand, Interessen, Zeit- und Raumressourcen, thematischen Schwerpunkten und der Zielgruppe unterschiedliche Zirkel kreieren. Demgemäß kann beispielsweise die Anzahl der Stationen ebenso variiert werden wie die thematische Ausrichtung innerhalb des Circuits, ohne dabei den Grundgedanken des Lösens von Bewegungsaufgaben aus dem Auge zu verlieren.

Die praktische Umsetzung kann gemeinsam oder abwechselnd/nacheinander erfolgen. Entscheidend ist dabei das Sich-Hineinversetzen beider Lernenden in die Bewegungsaufgabe[1]. Bei der Realisation mit einem Partner gründet sich der Vorteil darin, dass man mit- und voneinander lernen kann. So entsteht eine direkte Wechselwirkung zwischen beiden

[1] Es wird darauf hingewiesen, dass einige Arrangements nur mit Partner realisiert werden können. Entsprechende Hinweise finden sich in Tabelle 3.

Lernenden und der Bewegungsaufgabe und man darf gemeinsam auf „Erkundungstour" gehen bzw. die Aufgabe zusammen erleben.

Bei der Auswahl der einzelnen Stationen wurde insbesondere darauf geachtet, dass die Realisation der unterschiedlichen Module mit Gerätschaften bzw. mit Materialien durchführbar ist, welche sich in einer „normal" ausgestatteten Turn- bzw. Sporthalle finden lassen (vgl. Tabelle 5).

4 Beispiel am Modul 3.17 (In der Holmengasse)

Die moderne Interpretation des Kreistrainings soll exemplarisch anhand der Bewegungsaufgabe „In der Holmengasse“ (Modul 3.17) dargestellt werden. Dabei geht es wie eingangs erwähnt nicht um einen fremdgesteuerten Leistungsgedanken im Sinne eines stetigen Wiederholens sondern vielmehr und übergeordnet um ein Sich-Einlassen auf die Bewegungsaufgabe und somit auch um ein Erproben und Entwickeln von Lösungsmöglichkeiten.

Beide Lernenden sollen sich permanent mit der Bewegungsaufgabe auseinander setzen, etwas wagen und das eigene Handeln reflektieren. Durch das Aufgreifen bzw. Weiterentwickeln von Lösungsstrategien durch den Partner wird das Realisieren auf ein immer höheres Niveau gehoben und Synergien geschaffen, die zweckmäßig und notwendig sind Bildungspotentiale freizusetzen. In diesem Zusammenhang sollen also Lösungsstrategien gefunden werden, die es dem Lernenden ermöglicht, seinen Erfahrungsschatz im Kontext eines Entwickelns und Reflektierens an den Partner weiter zu geben.

Bei der Bewegungsaufgabe „In der Holmengasse“ bedeutet das, konkret Lösungsmöglichkeiten respektive -wege zu erproben und zu entwickeln, wie eine Holmengasse durchquert werden kann, ohne dabei den Boden zu berühren.

Folgende Erfahrungsebene lassen sich beispielhaft benennen:

- Durch die Holmengasse stützeln
- Auf den Holmen balancieren
- Unter den Holmen hangeln
- Im Grätschsitz auf den Holmen vorwärts rutschen
- Wie ein Baumstamm über die Holmen rollen
- Sich bäuchlings über die Holme ziehen/schieben

In der Holmengasse

Kennnummer: 3.17

	Ein Barren
	Ein Barren wird aufgestellt. Auf ausreichende Sicherung unter und neben dem Barren gilt es zu achten!
	Welche Möglichkeiten bieten sich dem Lernenden, die Holmengasse zu durchqueren, ohne dabei den Boden zu berühren?
	Holme in der Höhe variieren Zwei Barren senkrecht zueinander aufstellen
	abwechselnd/nacheinander
	mittel
	Ausdauer

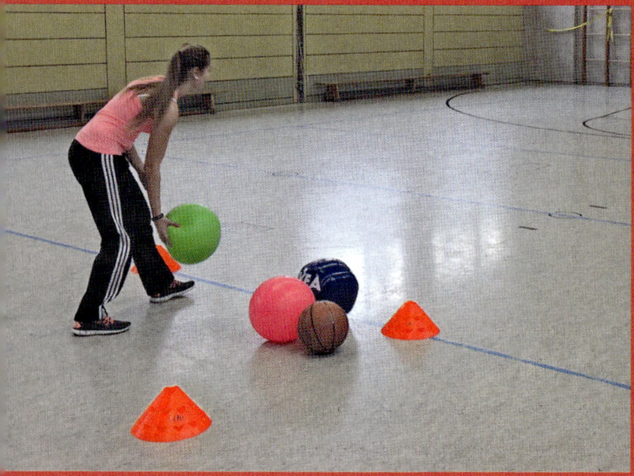

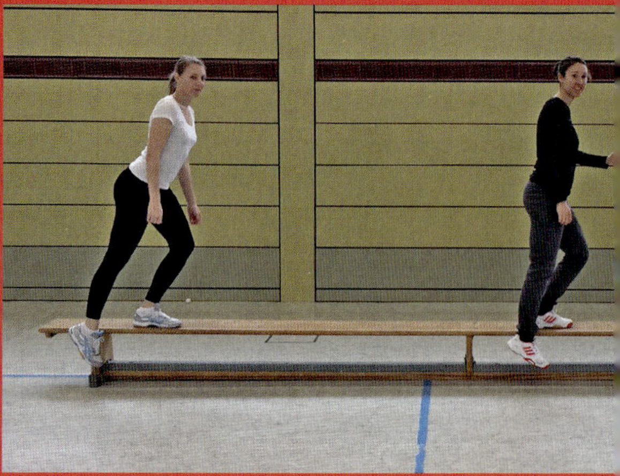

5 Übungen zum Thema Koordination

(Kennnummer 1.1 bis 1.20)

Es gibt im Sport unzählige Möglichkeiten, seine koordinativen Kompetenzen unter Beweis zustellen. So müssen wir uns beispielsweise in Spielsituationen ständig (neu) ordnen, positionieren und abstimmen. Dementsprechend ist das permanente Ein- bzw. Umstellen auf Situationen, das Entwickeln und Lösen von Bewegungsaufgaben zentraler Bestandteil des Sich-Koordinierens und fußt in mehrfacher Hinsicht auf der Bildungsidee Theodor Litts „Sich in seinem Verhältnis zur Welt in Ordnung zu bringen" (vgl. u.a. Lange, 2013).

Ausgehend vom Modell der koordinativen Funktionen, welche konkret die situative Beziehung zwischen den Lernenden und der Bewegungsaufgabe in den Blick nimmt, werden im Folgenden 20 Stationen vorgestellt, deren Schwerpunkt auf der „Auseinandersetzung" mit dem Reagieren, Rhythmisieren, Orientieren, Differenzieren und des Im-(Un-)Gleichgewicht-Sein liegt.

Hinweis: Es bietet sich an, die koordinativen Bewegungsaufgaben ohne Schuhe auszuführen, um so verstärkt die Wirkung unterschiedlicher Boden- und Gerätebeschaffenheiten zu erfahren.

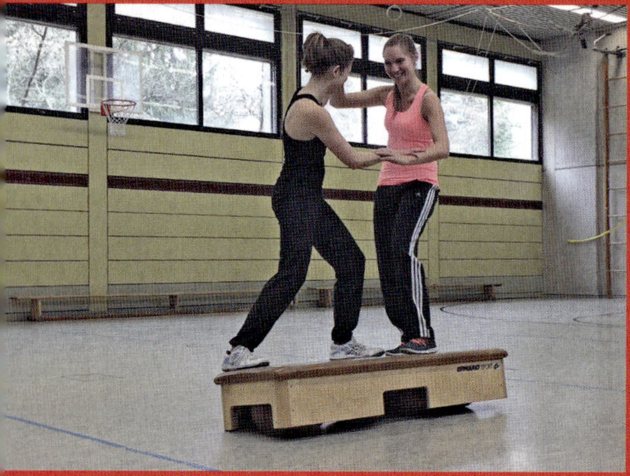

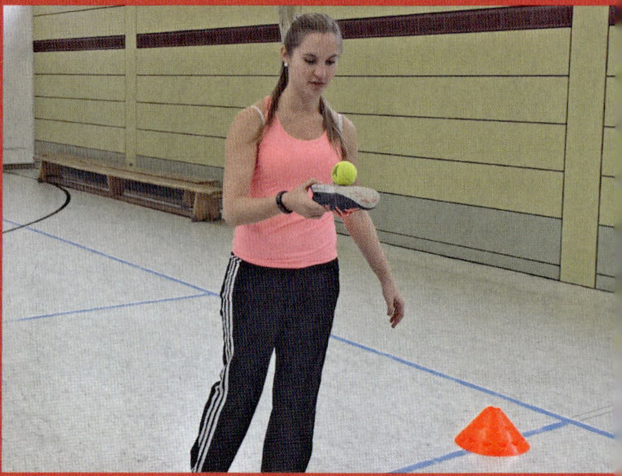

	– zwei Luftballons – eine Weichbodenmatte
	Der Lernende steht auf der Weichbodenmatte.
	Der Lernende versucht beide Luftballons durch ständiges Antippen in der Luft zu halten, ohne dabei die Weichbodenmatte zu verlassen.
	– Anzahl der Luftballons variieren – Unterlage verändern (Hallenboden, Bodenläufer, Turnmatte) – Größe des Feldes verkleinern bzw. vergrößern
	abwechselnd/nacheinander
	mittel
	Ausdauer

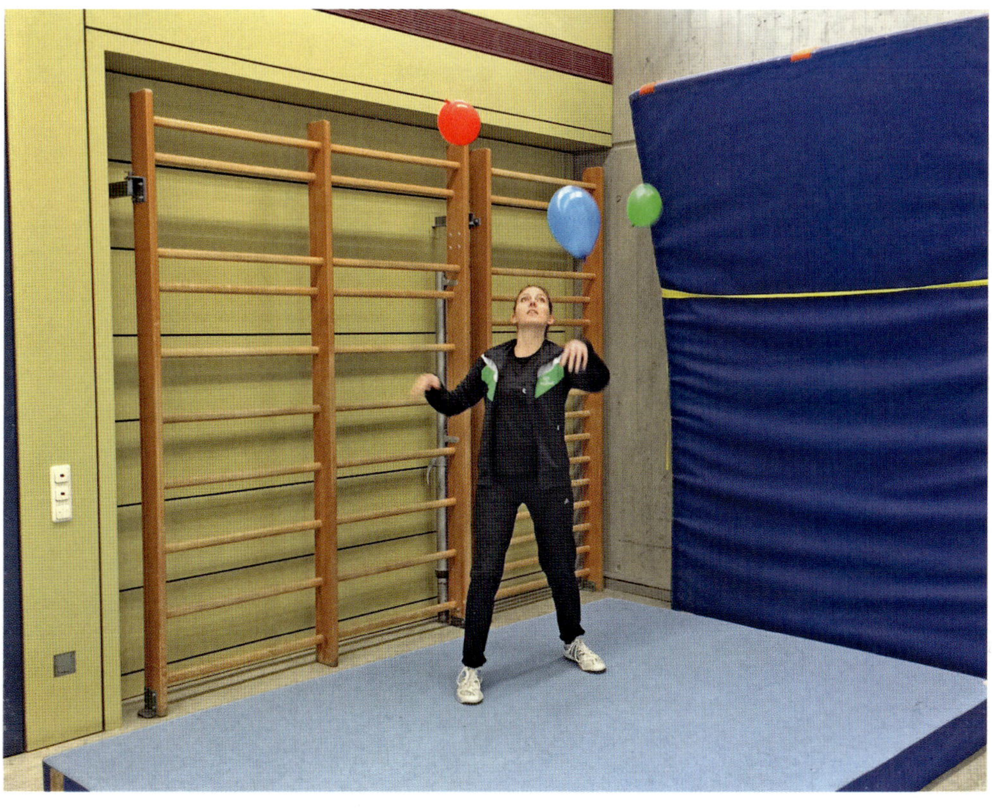

An der Tenniswand

Kennnummer: 1.2

	ein Tennisball
	Der Lernende positioniert sich mit dem Tennisball in der Hand ca. zwei Meter vor einer Wand.
	Wie beim Tennis spielt der Lernende nun fortlaufend den Ball mit der flachen Hand gegen die Wand ohne diesen aufzufangen. Dabei kann der Ball direkt volley oder nach einer Bodenberührung gespielt werden. Das Spielen des Balles kann mit der rechten und linken Hand erfolgen.
	– nur mit der rechten oder linken Hand spielen – Spielfeld begrenzen – Linie auf der Wand einzeichnen (evtl. mit Kreide), über die der Ball gespielt werden soll – Spiel mit dem Partner als Doppel
	abwechselnd/nacheinander
	mittel
	Schnelligkeit

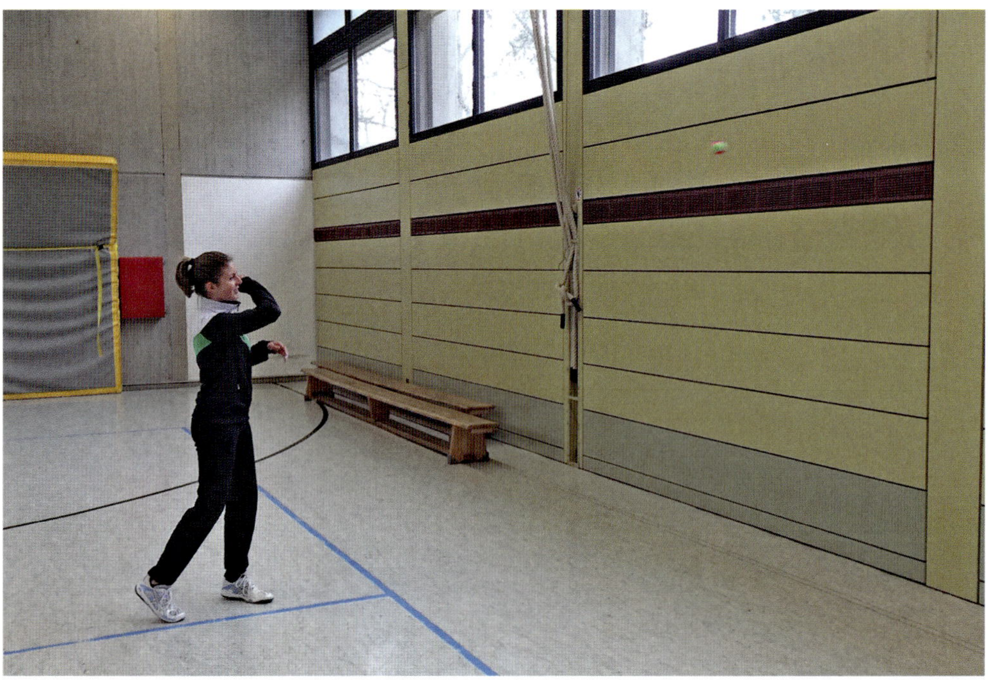

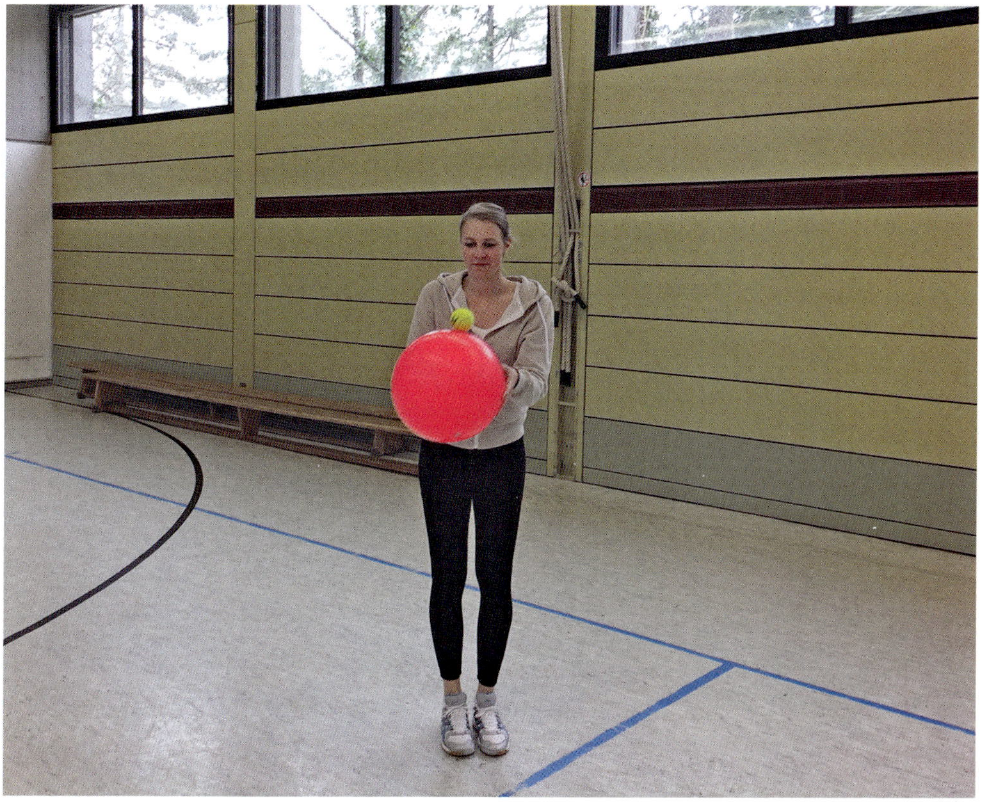

Bällebalance

Kennnummer: 1.3

	zwei Bälle unterschiedlicher Größe (beispielsweise ein Handball und ein Tennisball)
	Am Ort hält der Lernende beide Bälle in den Händen.
	Der Lernende versucht den kleineren Ball auf dem größeren zu balancieren, ohne dass dieser herunterfällt.
	– Balancieren in der Vorwärtsbewegung – Balancieren nur mit der rechten bzw. linken Hand
	abwechselnd/nacheinander
	mittel
	keine

Auf dem Pezziball

Kennnummer: 1.4

	ein Pezziball
	Der Lernende sitzt etwa einen Meter vor einer Wand auf seinem Pezziball. Die Füße sind gegen die Wand gestemmt.
	Der Lernende versucht zunächst das Gleichgewicht auf dem Pezziball zu halten und teilweise je nach Könnensstand die Füße von der Wand zu lösen. Später kann versucht werden, gänzlich auf die Unterstützung der Wand zu verzichten. Ein Einklemmen des Pezziballs mit den Beinen sollte vermieden werden.
	abwechselnd/nacheinander
	Sitzposition variieren (Schneidersitz, Fersensitz)
	leicht
	Beweglichkeit

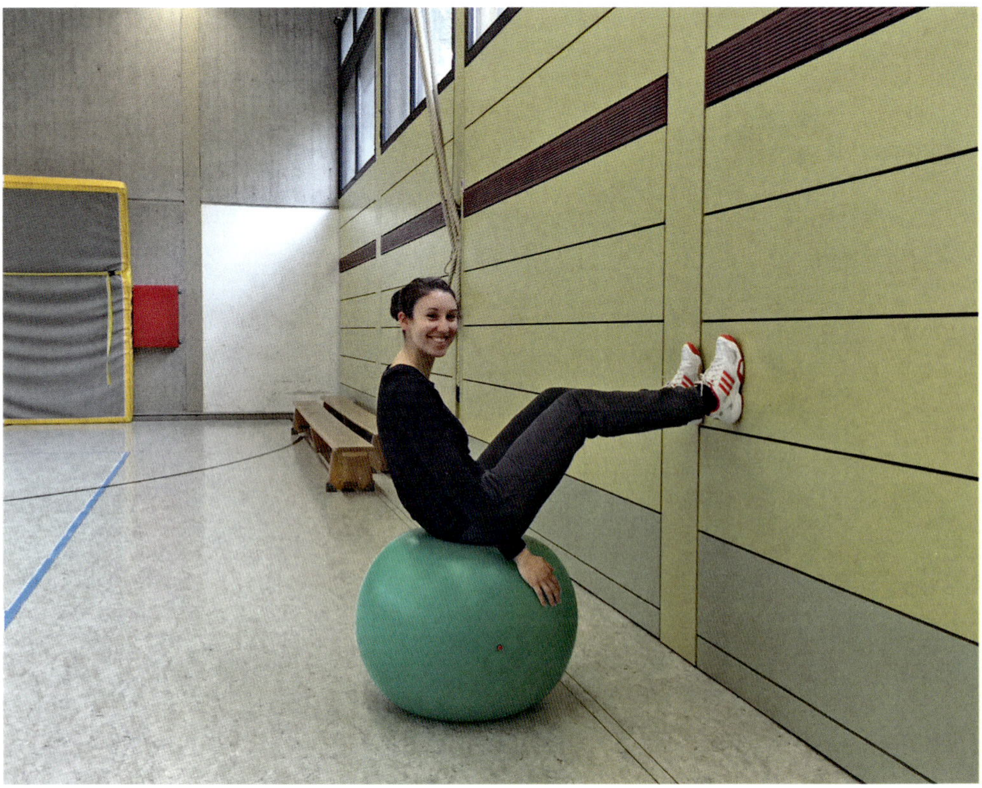

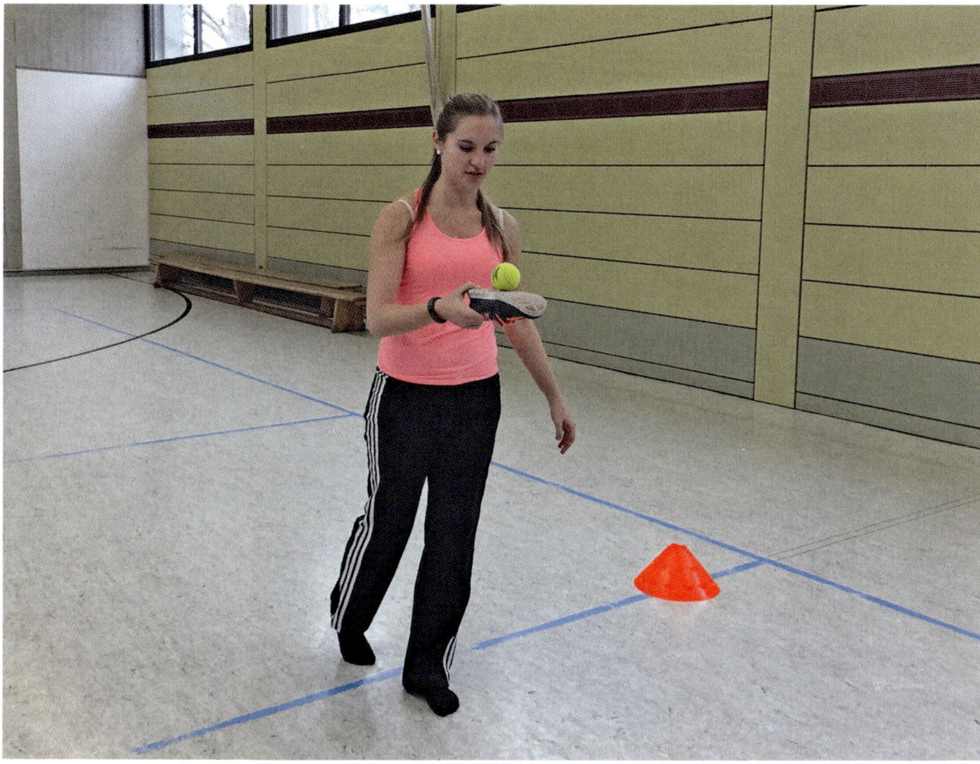

Mit dem Schuh

Kennnummer: 1.5

	ein Tennisball
	Der Lernende zieht einen Schuh aus und hält diesen zusammen mit dem Tennisball in seinen Händen. Eine Strecke wird mit Anfangs- und Ziellinie markiert.
	Der Lernende versucht den Tennisball auf seiner Schuhsohle zu balancieren und dabei eine bestimmte Wegstrecke zurück zu legen.
	– Wegstrecke variieren (vergrößern, verkleinern, mit Hindernissen umgestalten) – den Tennisball mit bzw. auf der Schuhsohle prellen
	abwechselnd/nacheinander
	mittel
	Schnelligkeit

Blindes Tennis

Kennnummer: 1.6

	– ein Tennisball – eine Weichbodenmatte
	Eine Weichbodenmatte wird auf die Längsseite gestellt und so positioniert, dass sie auf einer schmalen Seite Kontakt zu einer Wand hat. Auf beiden Seiten der Matte wird ein Feld der Größe 3x3 Meter festgelegt, in dem jeweils ein Lernender steht. Ein Lernender hat einen Tennisball.
	Die Lernenden spielen sich gegenseitig den Tennisball zu. Dabei gilt die Regel, dass der Ball in das gegnerische Feld gespielt werden muss und lediglich einmal auf dem Boden hüpfen darf, bevor er aufgenommen wird. Zudem ist es möglich, den Ball über die Wand in das andere Feld zu spielen.
	– andere Ballarten verwenden – Spielfeld vergrößern
	gemeinsam
	schwer
	Schnelligkeit

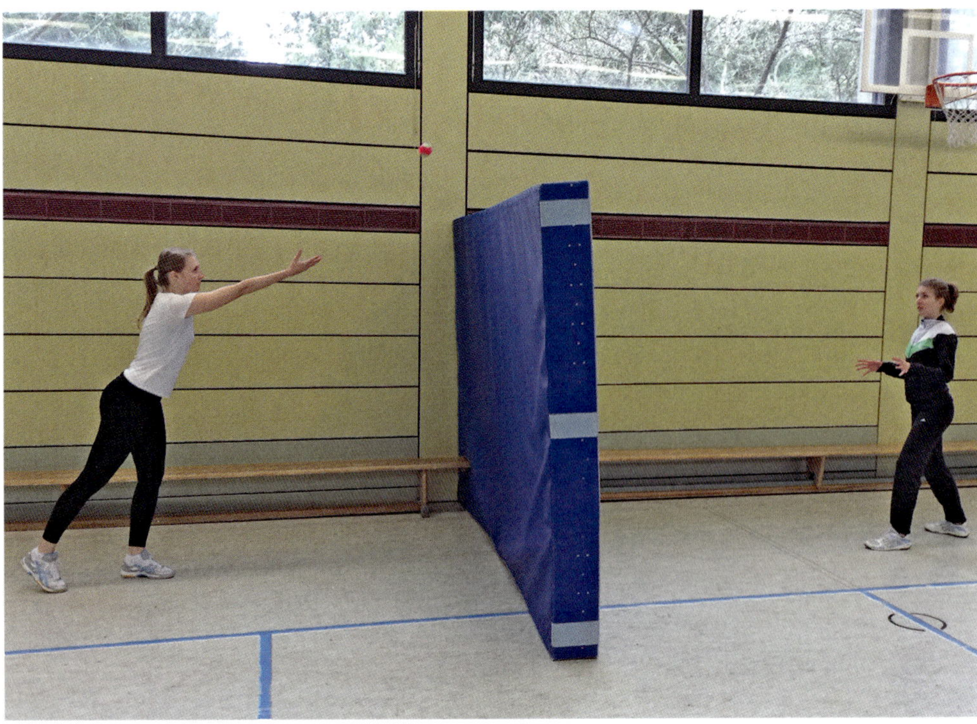

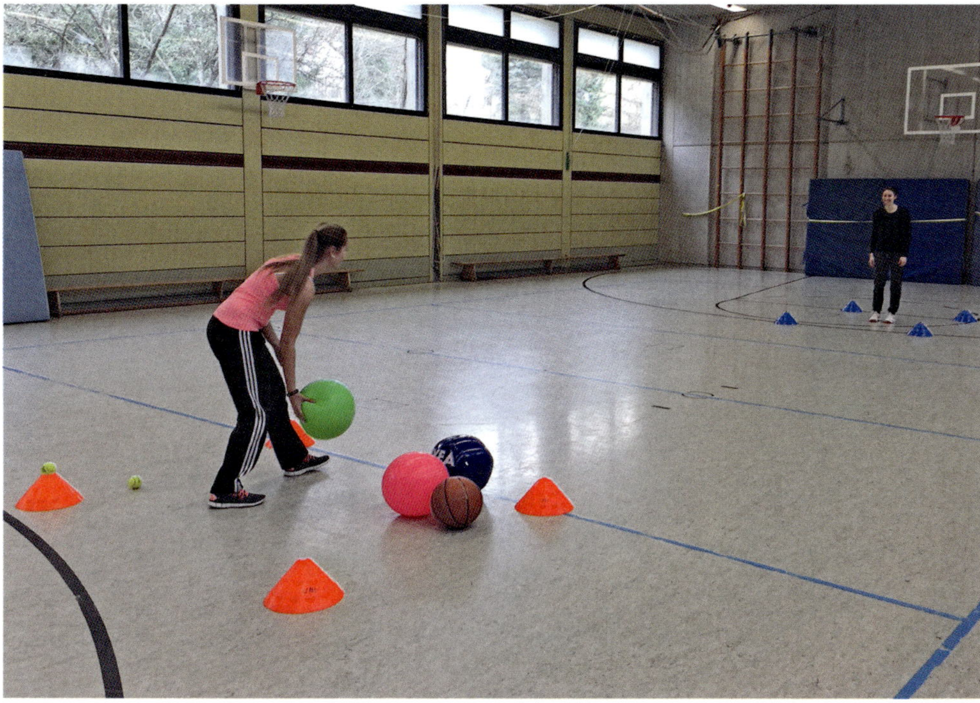

Boccia

Kennnummer: 1.7

	etwa 5 unterschiedliche Bälle
	Im Abstand von etwa 10 Metern werden zwei Felder der Größe 3x3 Meter markiert, in denen sich die beiden Lernenden befinden. In einem Feld liegen die Bälle.
	Der Lernende, in dessen Feld sich die Bälle befinden, versucht diese in das gegenüberliegende Feld zu befördern, ohne dabei seinen eigene Bereich zu verlassen. Dabei müssen die Bälle so getimt gespielt werden, dass sie im Zielbereich des Mitspielers zum Liegen kommen.
	– weitere Ballarten verwenden – Zielbereiche vergrößern bzw. verkleinern – Distanz zwischen zwei Zielbereichen vergrößern bzw. verkleinern
	abwechselnd/nacheinander
	leicht
	keine

Mit Schwung in den Korb

Kennnummer: 1.8

	– ein Ball – ein Basketballkorb – ein Schwungtuch (alternativ ein Bettlaken)
	Etwa fünf Meter vor einem Basketballkorb positionieren sich beide Lernenden und halten ein Schwungtuch an den Enden, auf dem sich ein Ball befindet.
	Die Lernenden versuchen die unterschiedlichen Bälle durch Schwungholen in den Basketballkorb zu befördern.
	– Distanz zum Basketballkorb vergrößern bzw. verkleinern – unterschiedliche Bälle
	gemeinsam
	leicht
	keine

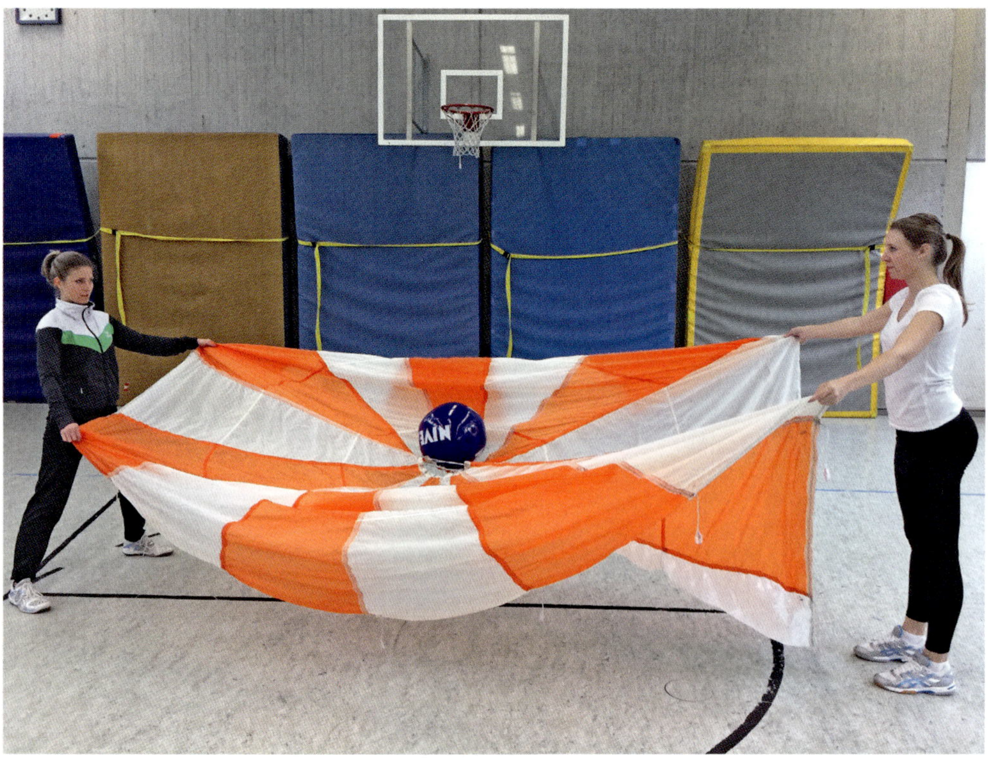

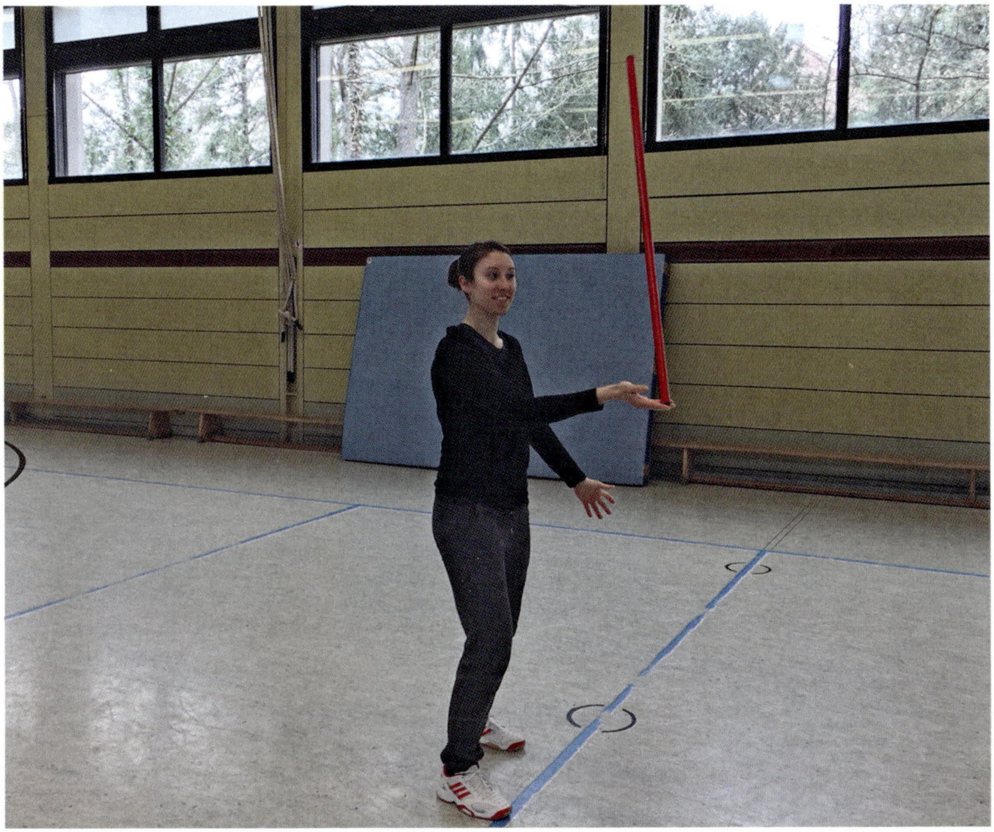

Gymnastikstab balancieren

Kennnummer: 1.9

	ein Gymnastikstab
	Der Lernende hat einen Gymnastikstab.
	Welche Möglichkeiten bieten sich dem Lernenden, einen Gymnastikstab zu balancieren?
	zwei Gymnastikstäbe balancieren
	abwechselnd/nacheinander
	leicht
	keine

Ballmaschine

Kennnummer: 1.10

	– eine Langbank – ein Medizinball – ein Tennisball
	Der Lernende steht mit einem Medizinball in der Hand auf einer umgedrehten Langbank. Der Partner befindet sich mit dem Tennisball etwa zwei Meter davor.
	Während der Partner den Tennisball zum Lernenden wirft, versucht dieser den Tennisball mit dem Medizinball zurück zu spielen.
	mit einem Bein auf der Bank stehen
	abwechselnd/nacheinander
	mittel
	Kraft

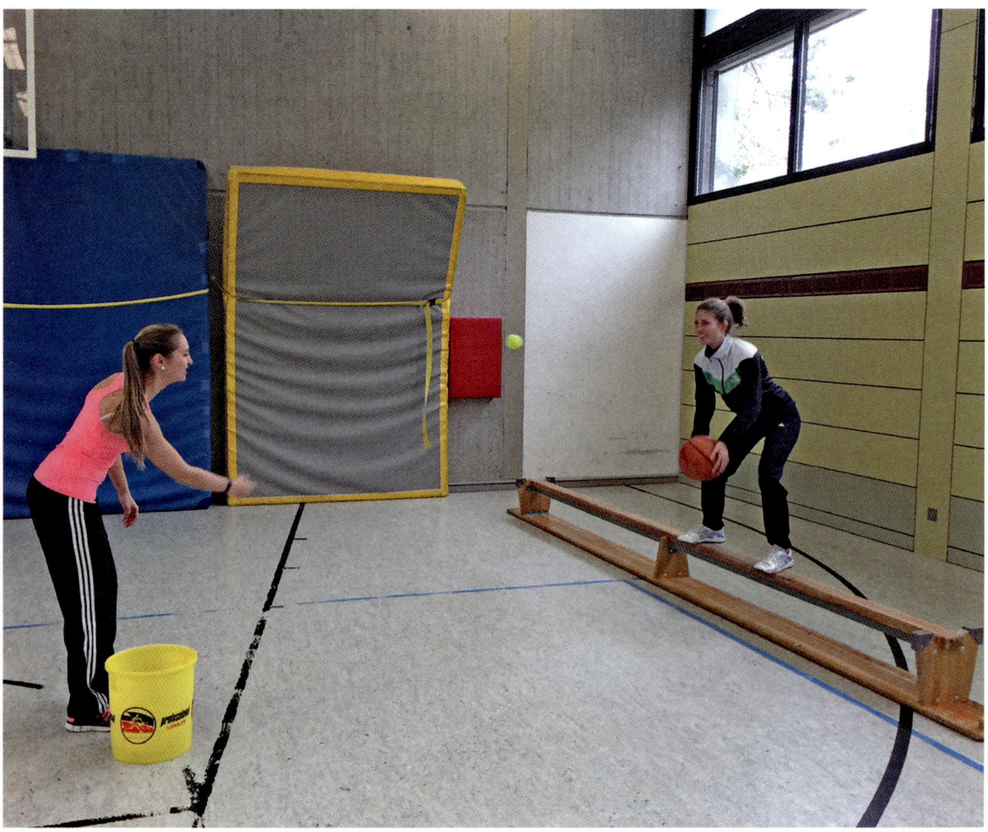

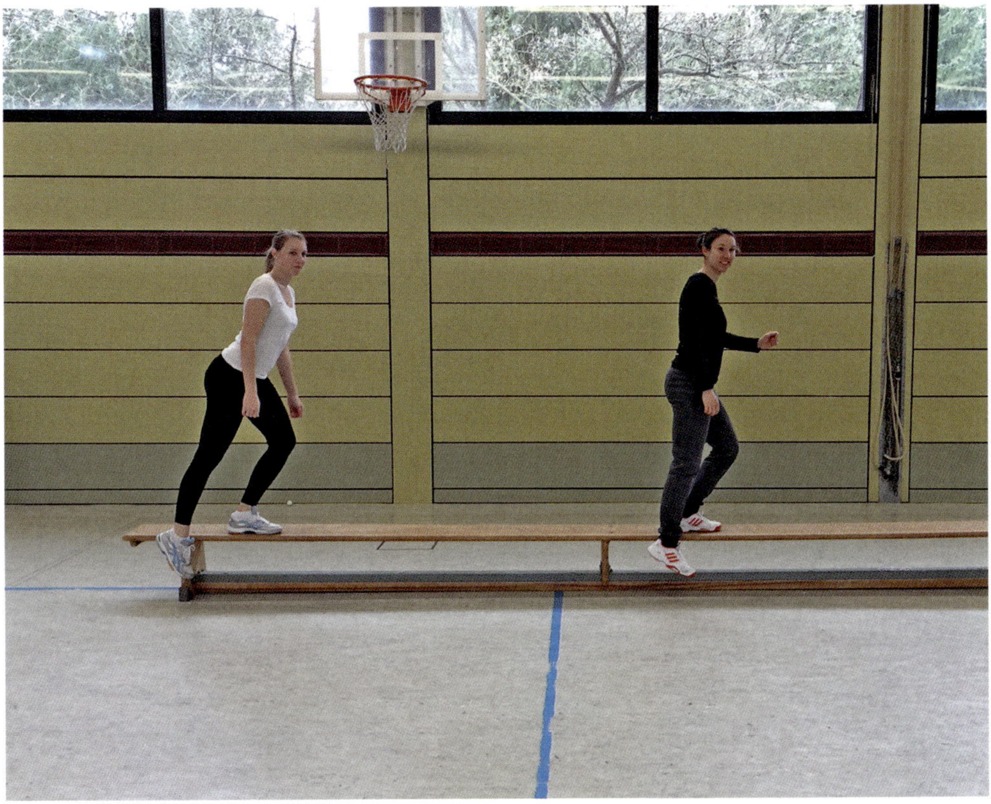

Schrittfolge

Kennnummer: 1.11

drei Langbänke
Drei Langbänke werden hintereinander gestellt. Der Lernende steht vor der ersten Langbank.
Der Lernende vollzieht eine Schritt- bzw. Sprungkombination über die Langbänke, die der Partner im Anschluss imitieren soll.
Der Partner gibt eine Schritt- bzw. Sprungkombination verbal vor, die der Lernende umsetzen muss.
abwechselnd/nacheinander
leicht
Schnelligkeit

Einer fliegt!

Kennnummer: 1.12

	– ein Turnkastendeckel – vier Medizinbälle
	Unter einen Turnkastendeckel werden vier Medizinbälle gelegt.
	Die zwei Lernenden versuchen sich gegenseitig durch eigene Bewegungen aus dem Gleichgewicht zu bringen.
	Kontakt zulassen (jeder Lernende bekommt einen Pezziball zum Schieben/ Drücken)
	gemeinsam
	leicht
	Ausdauer

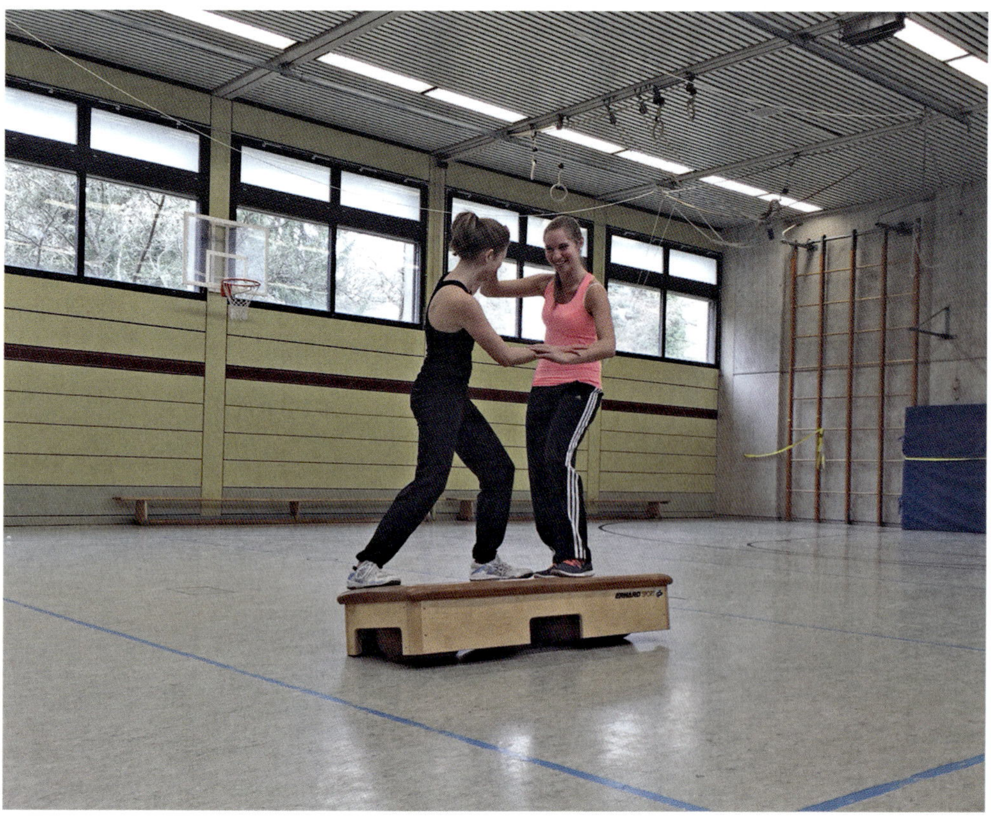

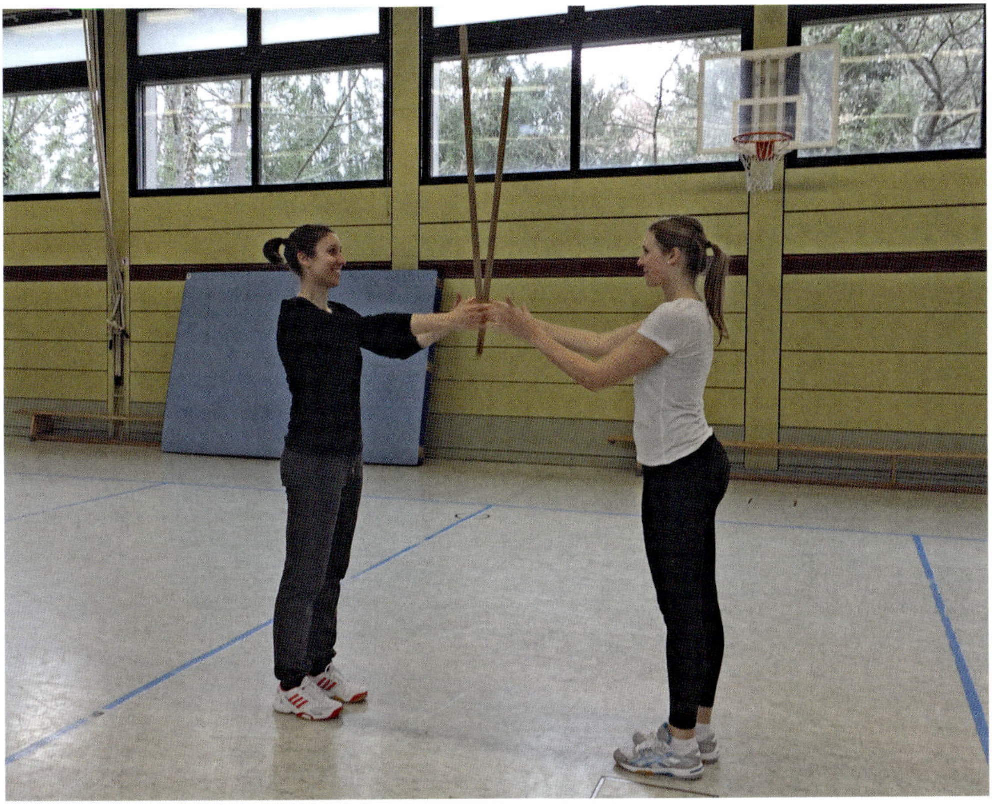

Ich fange deinen Stab und du meinen

Kennnummer: 1.13

	zwei Gymnastikstäbe
	Beide Lernende stehen sich einander gegenüber (Abstand ca. ein Meter). Der rechte Arm befindet sich in Vorhalte. Der Stab wird senkrecht in der rechten Hand am untersten Ende gefasst. Das freie Ende zeigt nach oben.
	Auf Kommando lassen beide den Stab los und versuchen denjenigen des Partners zu fangen, bevor er auf den Boden fällt.
	– mit der linken Hand greifen – in jeder Hand befindet sich ein Gymnastikstab
	gemeinsam
	leicht
	Schnelligkeit

Spiegelverkehrt

Kennnummer: 1.14

zwei Stepper (alternativ Turnhocker)
Beide Lernende stehen sich im Abstand von etwa vier Metern gegenüber. Vor ihnen befindet sich ein Stepper.
Während der eine Lernende eine Schrittkombination vormacht, versucht sein Partner diese spiegelverkehrt nachzuahmen.
Höhe des Steppers variieren
gemeinsam
mittel
Ausdauer

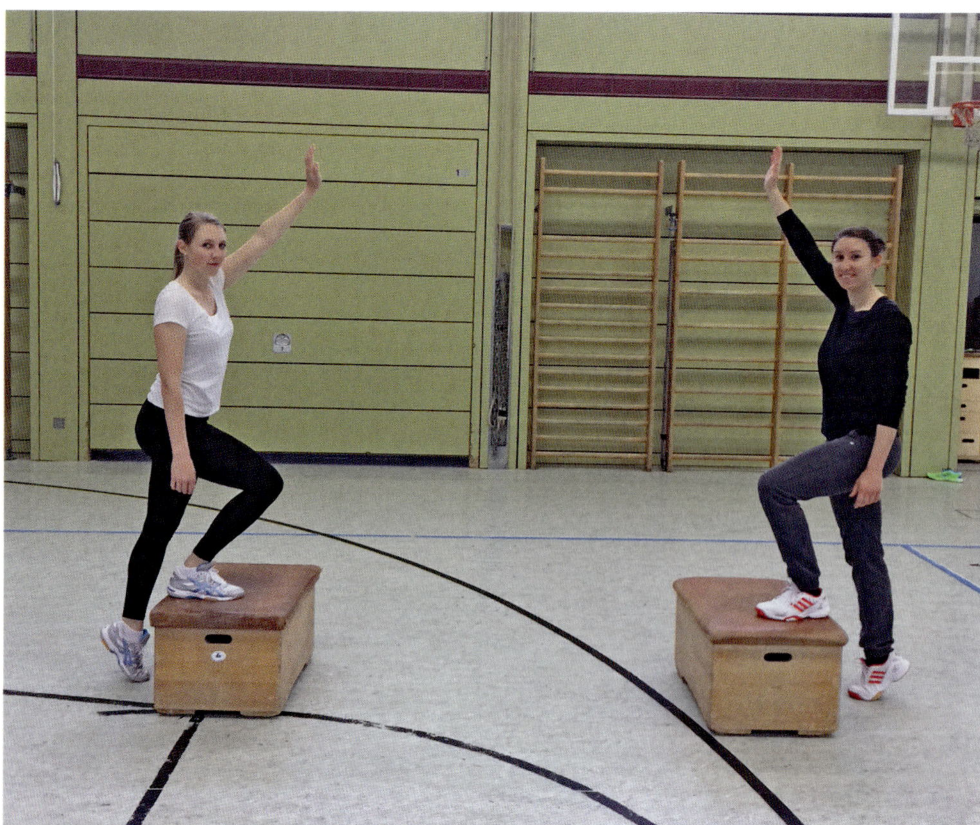

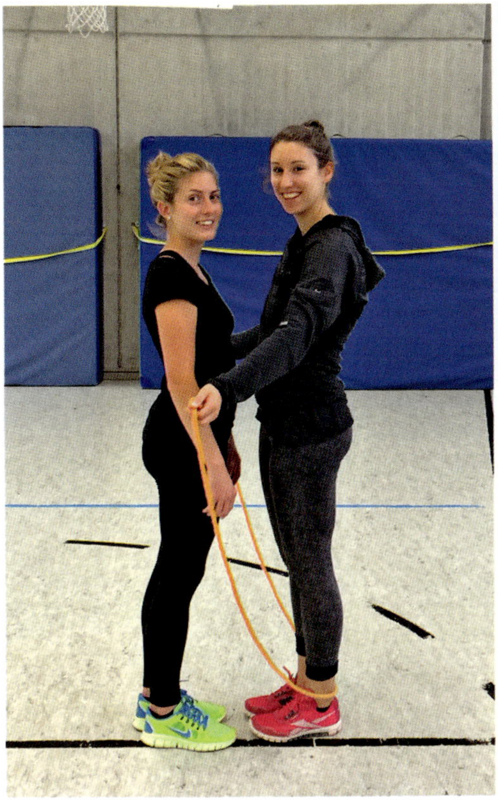

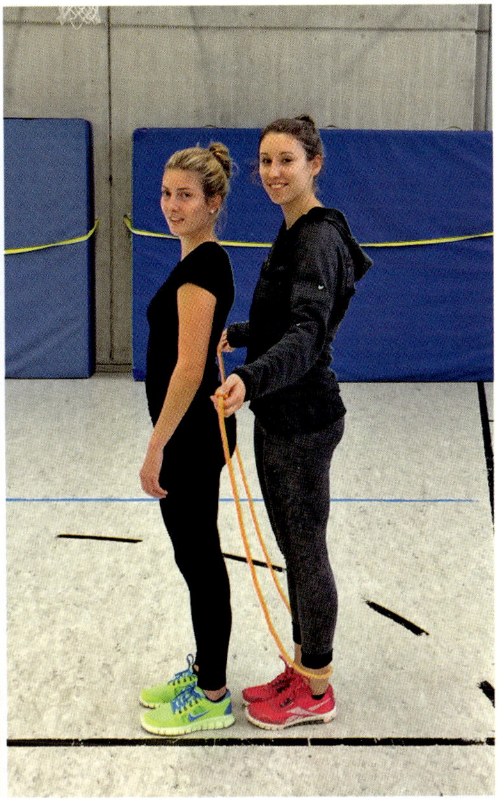

Tandemspringen

Kennnummer: 1.15

	ein Gymnastikseil
	Beide Lernende stehen eng hintereinander. Der Vordere hält das Gymnastikseil in den Händen.
	Beide Lernende versuchen gemeinsam durch das Seil zu springen und dabei vorwärts zu gehen.
	– gemeinsam rückwärts Seilspringen – vorwärts schwingen und rückwärts laufen bzw. umgekehrt
	gemeinsam
	mittel
	Ausdauer

Bocksprung

Kennnummer: 1.16

	ein Ball
	Beide Lernende stehen hintereinander. Der Hintermann hält einen Ball in seinen Händen.
	Der Hintere wirft einen Ball in die Luft, springt über den Vordermann (Bocksprung) und fängt den Ball wieder auf. Danach reicht er den Ball zum Partner und dieser ist an der Reihe.
	– statt Bocksprung wird durch die gegrätschten Beine des Vordermanns gerutscht – unterschiedliche Ballarten verwenden
	gemeinsam
	leicht
	Beweglichkeit

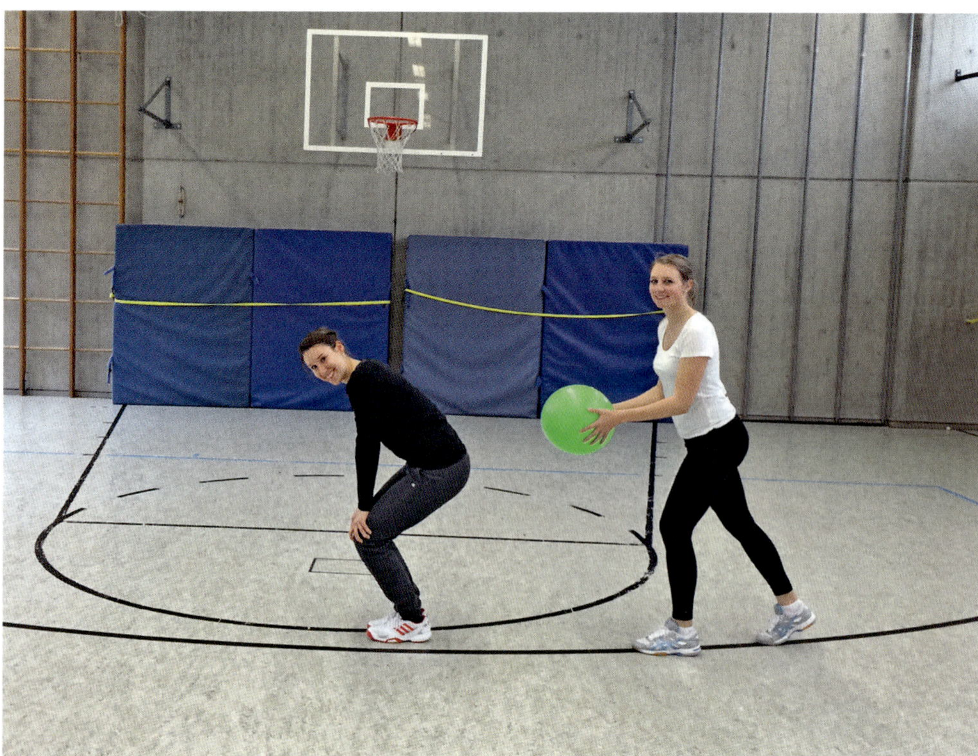

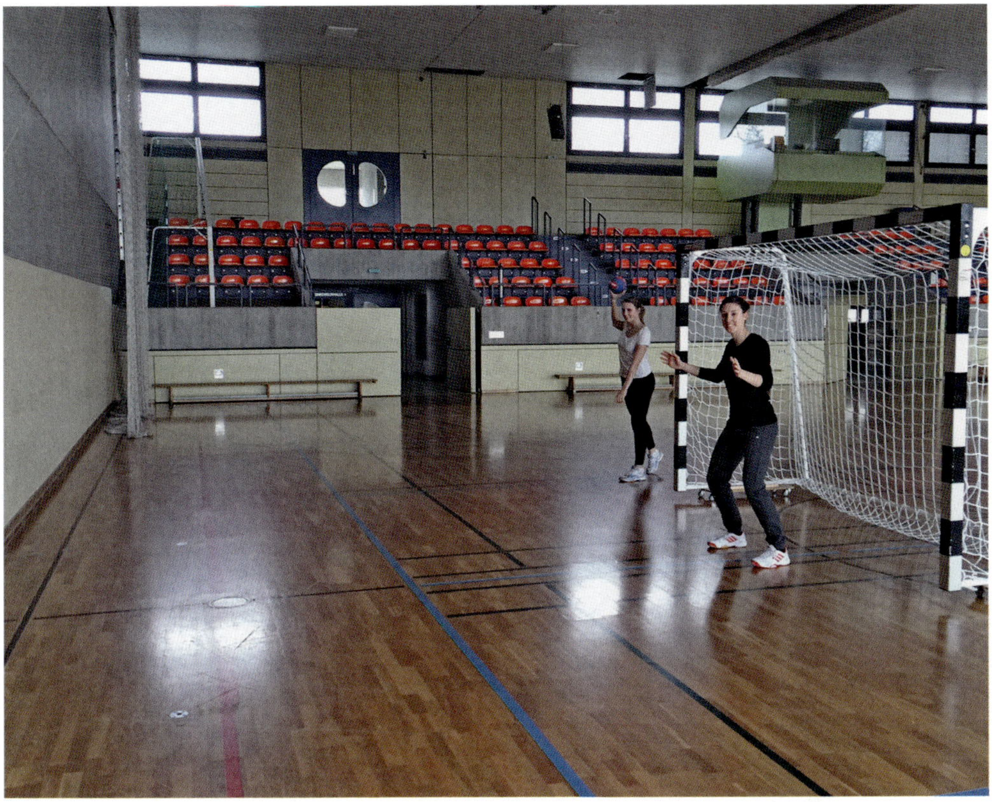

Prellwandball

Kennnummer: 1.17

	– ein Ball – ein Handballtor
	Ein Handballtor wird etwa vier Meter vor eine Wand gestellt. Ein Lernender befindet sich im Tor, der Partner dahinter bzw. daneben.
	Während der Partner den Ball gegen die Wand wirft/schießt, versucht der Lernende diesen vor Überqueren der Torlinie abzuwehren.
	– verschiedene Ballarten verwenden – Abstand zur Wand variieren
	gemeinsam
	schwer
	Schnelligkeit

Punktlandung

Kennnummer: 1.18

	– ein Schaumstoffwürfel – ein Turnkasten – zwei Weichbodenmatten – sechs Gymnastikreifen
	Zwischen zwei Weichbodenmatten wird ein Turnkasten gestellt. Auf jede der Weichbodenmatten werden drei Gymnastikreifen platziert und mit Kreide durchnummeriert (1–6). Beide Lernende stehen auf dem Kasten.
	Der Lernende springt vom Kasten in die Zahlenzone, welche der Partner mit dem Schaumstoffwürfel würfelt.
	– Kastenhöhe variieren – Zielfelder verschieden anordnen
	abwechselnd/nacheinander
	leicht
	keine

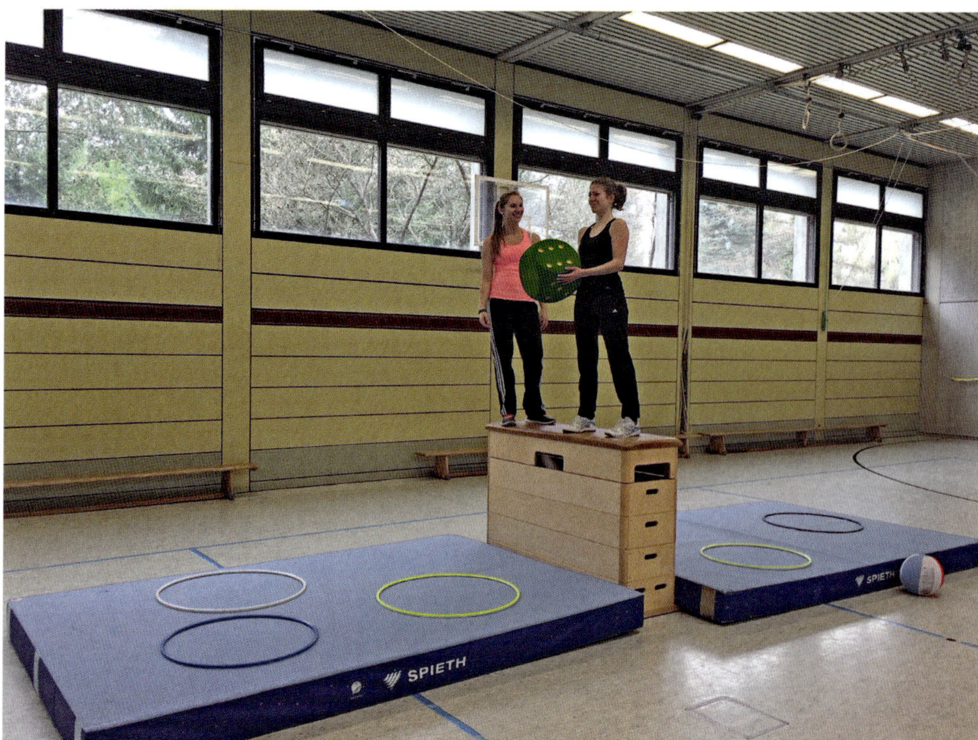

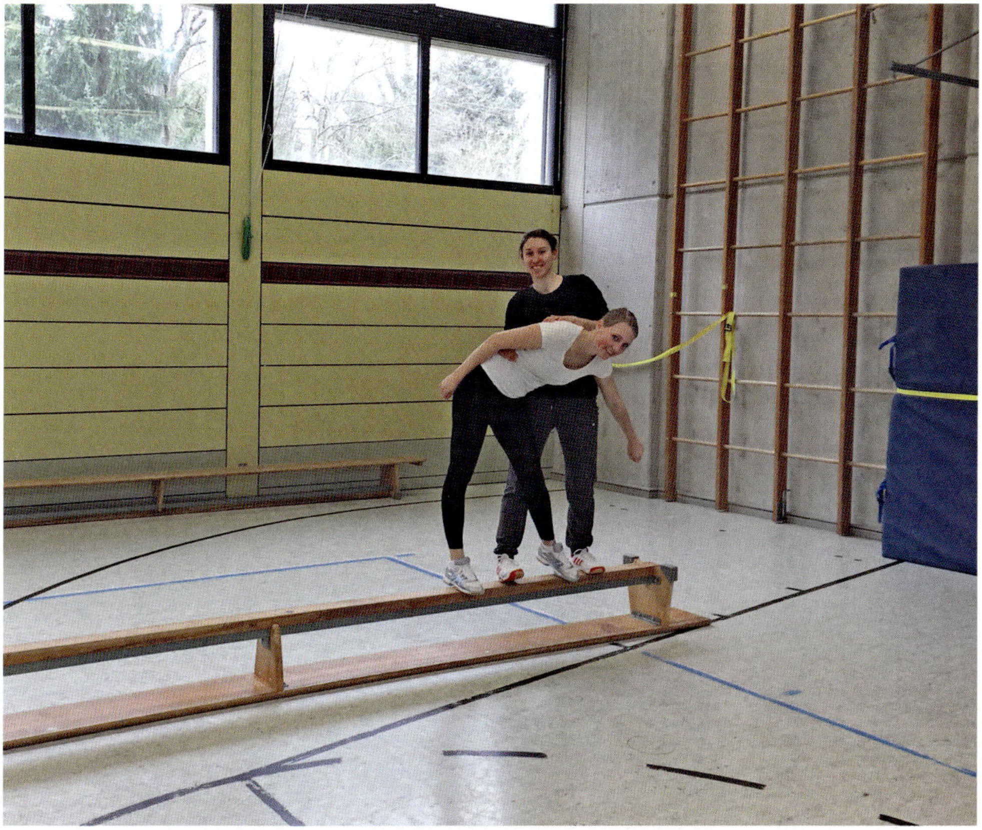

Überholmanöver Kennnummer: 1.19

eine Langbank
Beide Lernende stehen hintereinander auf einer Seite der Langbank.
Ziel ist es durch permanentes Überholen des anderen auf die andere Seite der Bank zu gelangen.
Die Langbank umdrehen bzw. einen Schwebebalken benutzen.
gemeinsam
mittel
Beweglichkeit

Auf der Sprungschanze

Kennnummer: 1.20

	– zwei Klettertaue (alternativ Ringe) – eine Weichbodenmatte – eine Langbank
	Eine Langbank wird an einem Ende an verknoteten Klettertauen eingehängt.
	Welche Möglichkeiten fallen den Lernenden ein die Langbank hinauf zu steigen und am Ende auf die Weichbodenmatte zu springen?
	– Übung mit geschlossenen Augen versuchen (Partner gibt Hilfestellung) – Übung mit einem Tennisring auf dem Kopf balancierend versuchen
	abwechselnd/nacheinander
	leicht
	keine

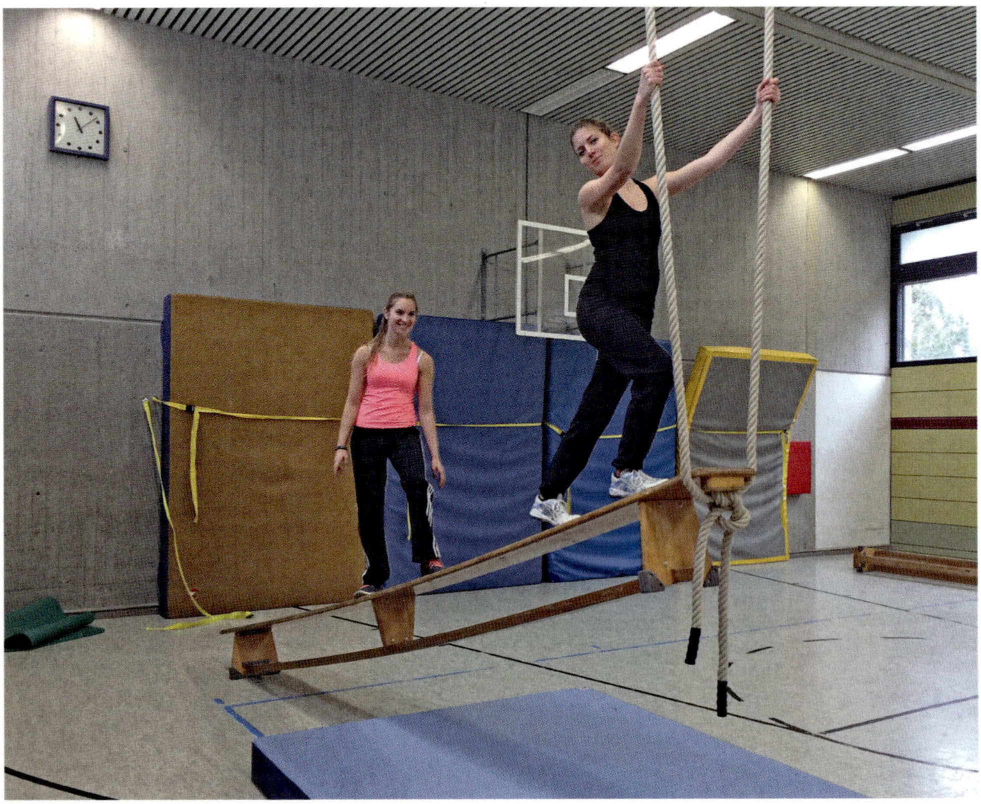

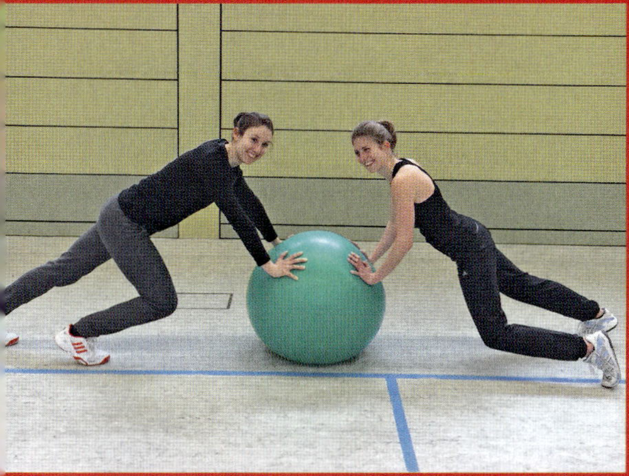

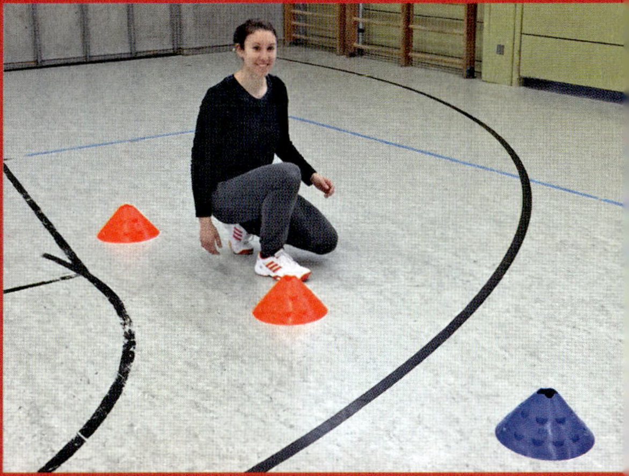

6 Übungen zum Thema Ausdauer

(Kennnummer 2.1 bis 2.20)

Sich ausdauernd mit einer Bewegungsaufgabe auseinanderzusetzen, ist zentraler Bestandteil der nächsten 20 Stationen. Dabei sollen die Lernenden Erfahrungen machen, wie sich ihr Körper bei länger andauernden Belastungen verhält, und etwa der Frage nachgehen:

- Wie fühlt es sich an, wenn man außer Atem kommt?
- Was empfindet man, wenn der Puls über einen längeren Zeitraum auf einem hohen Niveau bleibt?
- Wie gelingt es mir, die Ermüdung hinauszuzögern, um auf gleichem Niveau der Anforderung der Bewegungsaufgabe gerecht werden zu können?
- Wie schnell und mit welchen Maßnahmen kann ich mich wieder erholen?

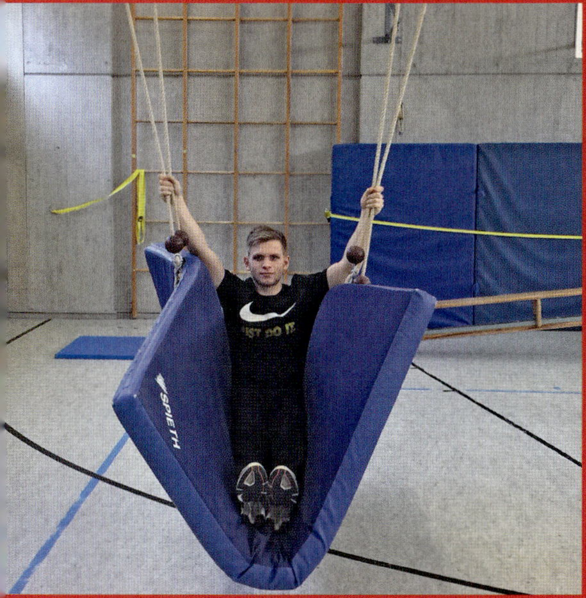

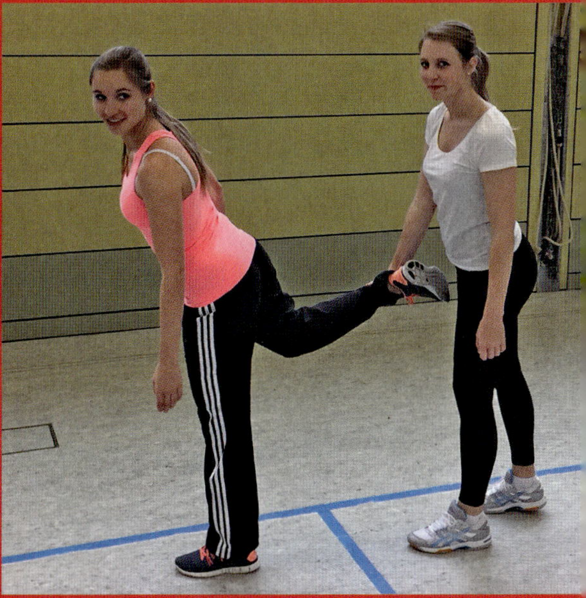

Balltransport

Kennnummer: 2.1

	– verschiedene Bälle (Medizinbälle, Volleybälle, Handbälle...) – ein Ballwagen
	Auf dem Boden liegen verschiedene Bälle. Daneben sitzen die zwei Lernenden mit dem Rücken aneinander. Zwischen den Rücken wird ein erster Ball eingeklemmt. Ein Ballwagen befindet sich in etwa zehn Metern Entfernung.
	Die Lernenden sollen nun versuchen, aus der Sitzposition in den Stand zu gelangen und anschließend den Ball in den Ballwagen zu transportieren, ohne dass dieser herunterfällt. Danach beginnt der Umlauf mit einem anderen Ball von vorne, bis alle Bälle im Ballwagen untergebracht sind.
	– unterschiedliche Ballarten verwenden – Anzahl der zu transportierenden Ballarten variieren – Distanz zum Ballwagen verändern
	gemeinsam
	mittel
	– Koordination – Kraft

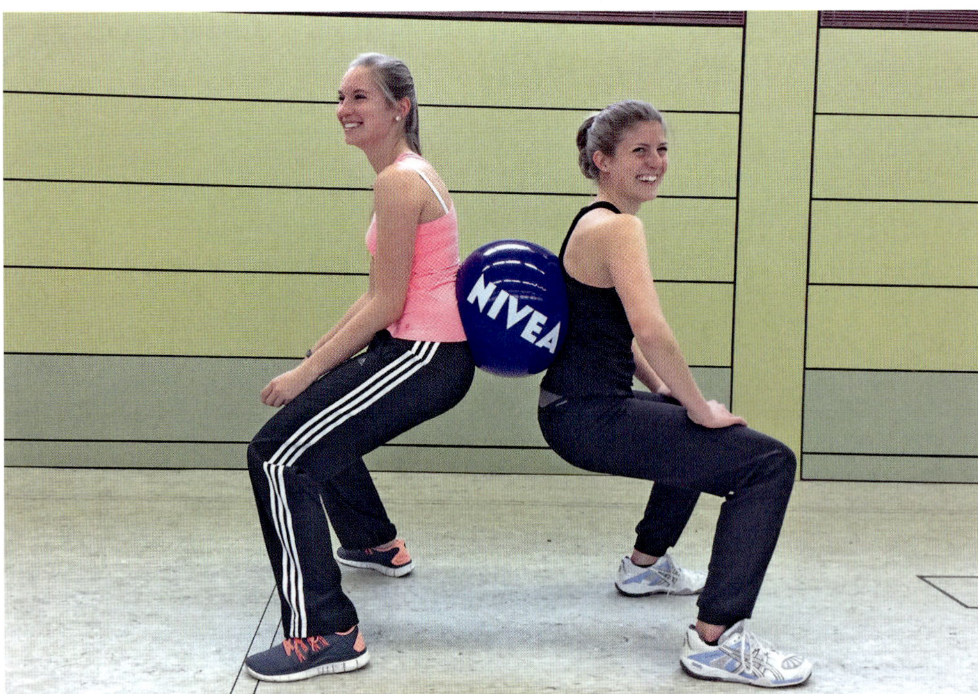

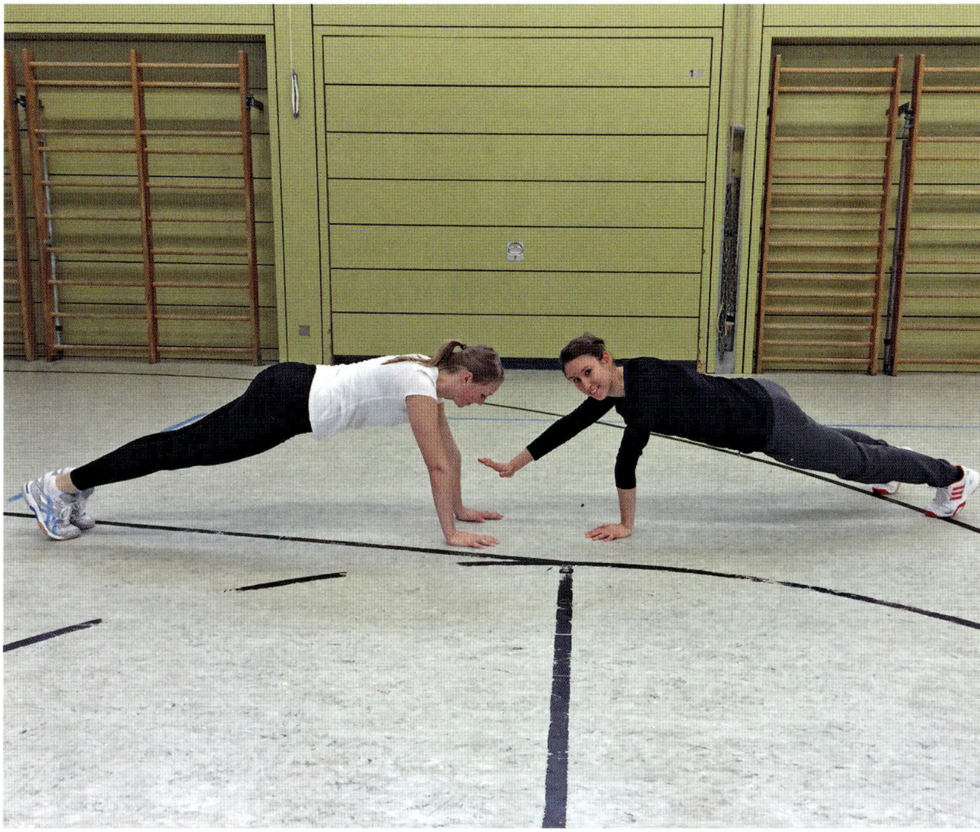

Revanche

Kennnummer: 2.2

	ohne Material
	Beide Lernende befinden sich in der Liegestützhalte im Abstand von etwa zwei Metern gegenüber.
	Beide versuchen nun auf die Handflächen des Partners zu schlagen, ohne dabei die Liegestützposition aufzugeben.
	die Oberschenkel des Partners berühren
	gemeinsam
	schwer
	– Kraft – Schnelligkeit

Pezziballrangeln

Kennnummer: 2.3

	– zwei Pezzibälle – eine Weichbodenmatte
	Beide Lernende stehen mit einem Pezziball in Vorhalte auf einer Weichbodenmatte.
	Auf ein Kommando versuchen sich die Lernenden von der Weichbodenmatte zu schieben.
	– mit zwei Medizinbällen in der Hand – Rangelfläche vergrößern (zwei Weichbodenmatten nebeneinander legen)
	gemeinsam
	leicht
	– Kraft – Koordination

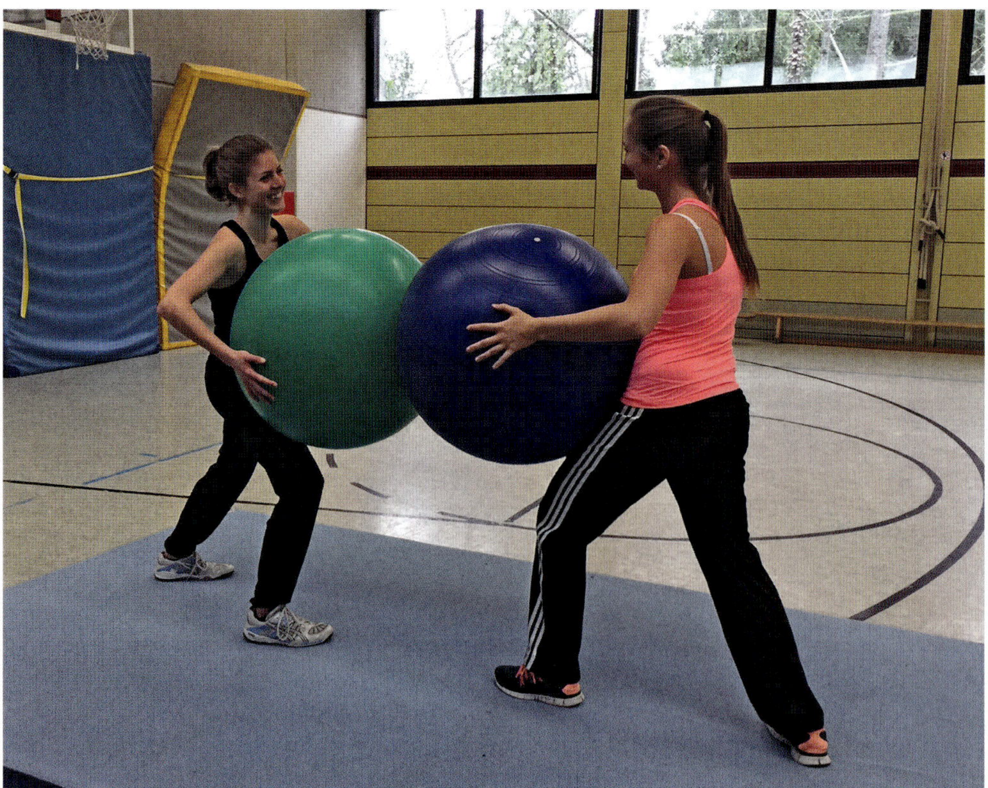

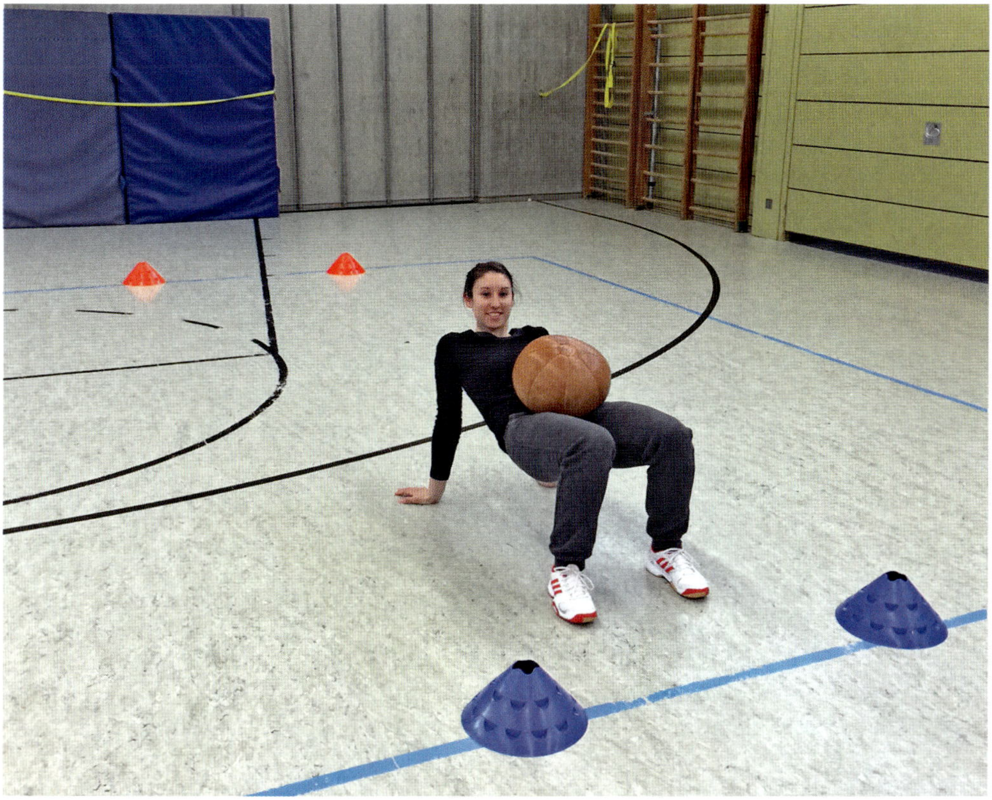

Krebstransport

Kennnummer: 2.4

	ein Medizinball
	Es wird eine Start- und Ziellinie markiert. Der Lernende befindet sich mit einem Medizinball an der Startlinie.
	Auf ein Kommando versucht der Lernende auf allen vieren rücklings die Wegstrecke zurückzulegen.
	– Wegstrecke verlängern bzw. verkürzen – mit zwei Medizinbällen die Distanz zurücklegen
	abwechselnd/nacheinander
	leicht
	Kraft

Zwillingslauf

Kennnummer: 2.5

	ein Pezziball
	Beide Lernende befinden sich gegenüber in Liegestützposition mit den Händen auf dem Pezziball.
	Die Lernenden versuchen miteinander voranzugehen, ohne dabei ihre Positionen zu verändern.
	Wegstrecke verlängern bzw. verkürzen
	gemeinsam
	schwer
	Kraft

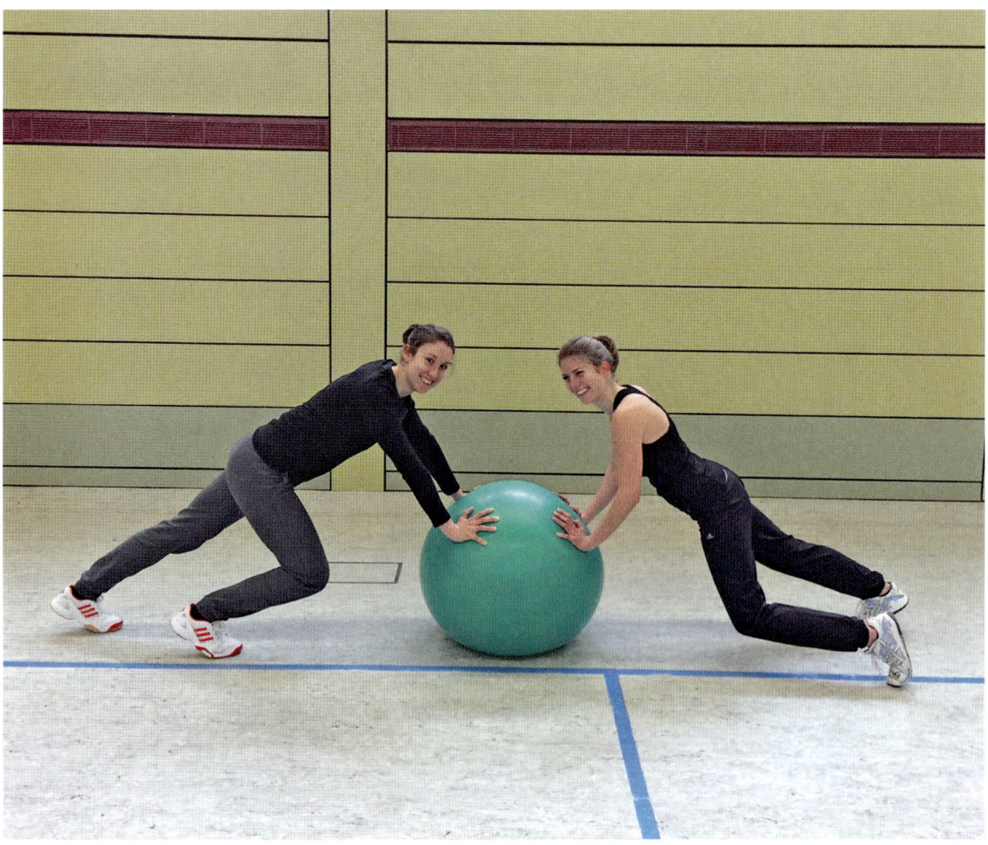

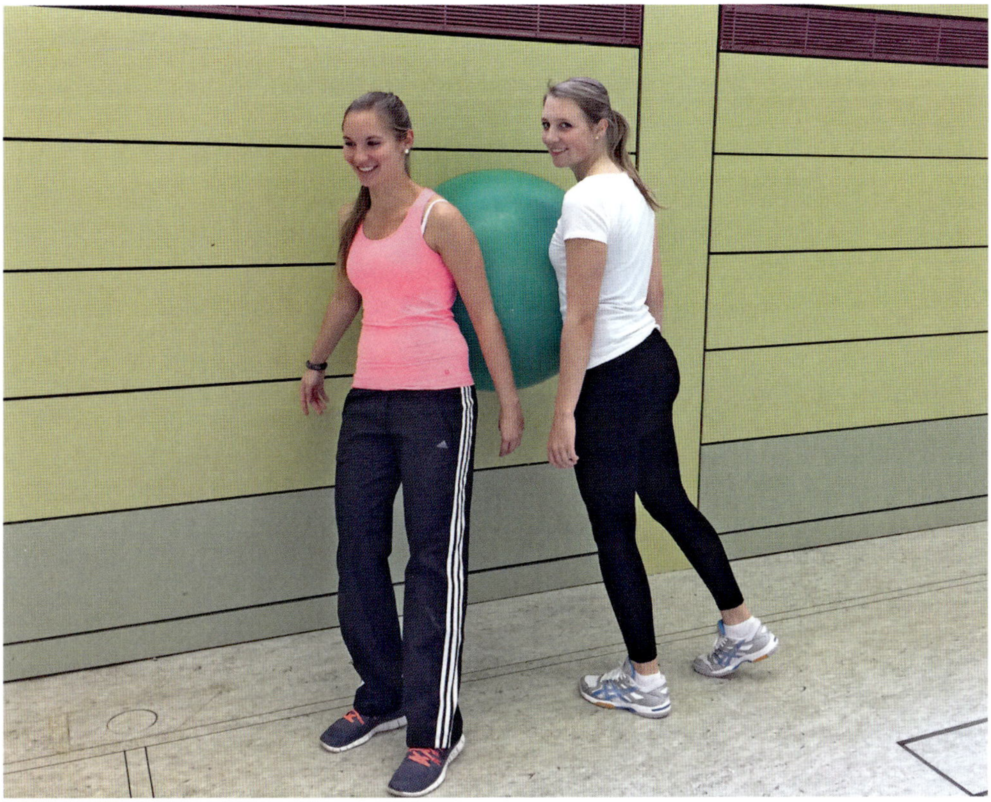

Belgischer Kreisel

Kennnummer: 2.6

	ein Pezziball
	Ein Pezziball wird mit dem Oberkörper an die Wand gedrückt.
	Beide Lernende versuchen nun durch Abwechseln in der „Führungsarbeit" den Pezziball von einer auf die andere Seite zu treiben, ohne dass dieser herunterfällt, und ohne die Arme/Hände einzusetzen.
	Den Pezziball mit den Oberschenkeln vorantreiben
	gemeinsam
	mittel
	Beweglichkeit

Falscher Käfer

Kennnummer: 2.7

Markierungshütchen für einen Slalomparcours
Es wird eine Start- und Ziellinie festgelegt. Dazwischen werden Markierungshütchen als Slalomstangen aufgestellt. Der Lernende befindet sich im Hocksitz (Füße aufgestellt) an der Startlinie.
Der Lernende versucht ohne den Einsatz der Hände den Slalomparcours zu durchqueren.
Anzahl der Markierungshütchen variieren
abwechselnd/nacheinander
mittel
Kraft

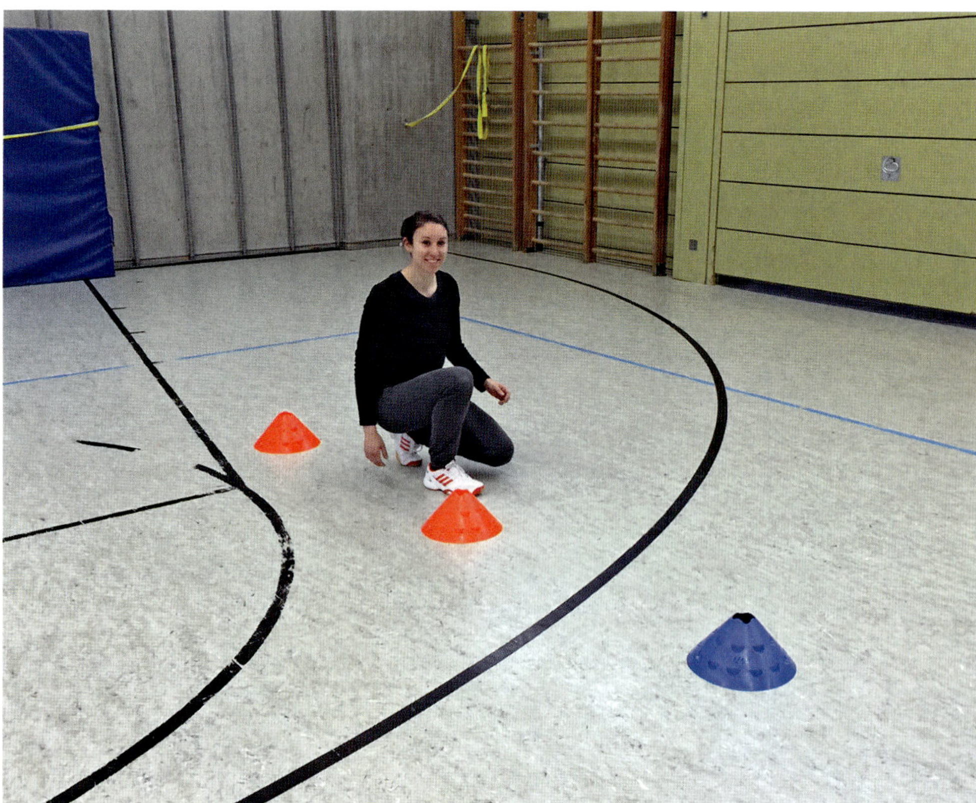

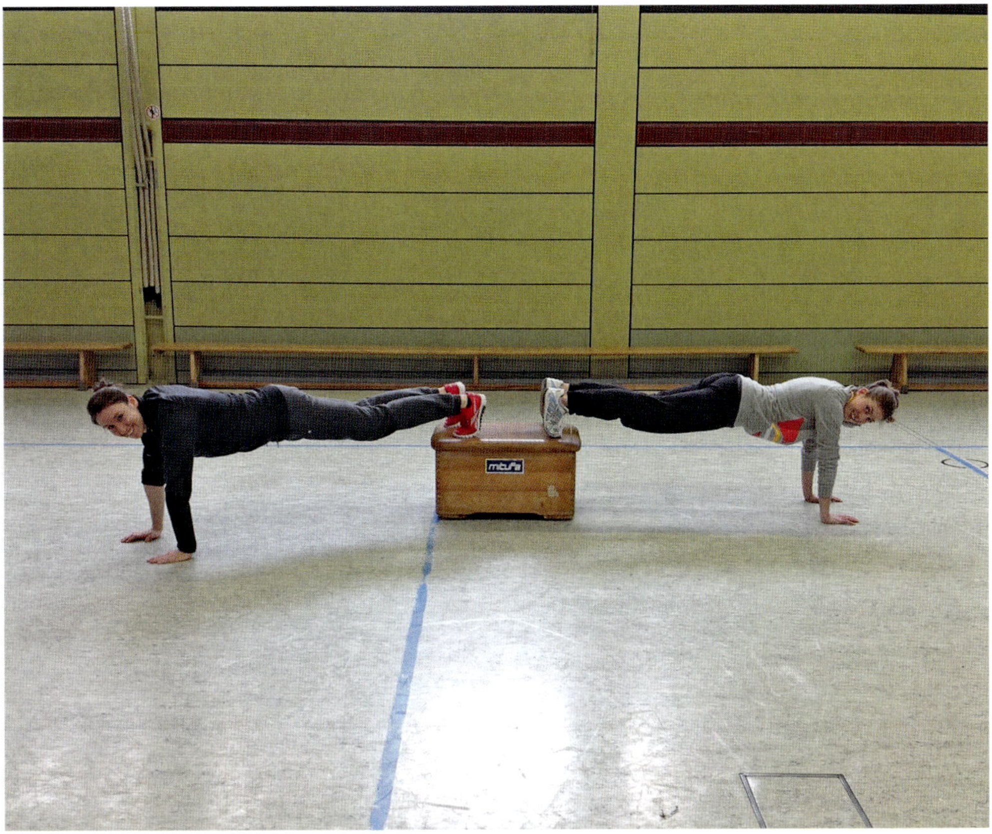

Liegestützwandern

Kennnummer: 2.8

	ein Turnhocker
	Beide Lernende befinden sich in Liegestützstellung mit den Füßen auf einem Turnhocker. Einer ist der Fänger.
	Der Fänger versucht den Partner durch „Herumstützeln" zu fangen, indem er die Handrücken abklatscht. Danach ist Aufgabenwechsel.
	zwei Turnhocker nebeneinander stellen
	gemeinsam
	schwer
	Kraft

Luftballontennis

Kennnummer: 2.9

	– ein Luftballon – zwei Gymnastikstäbe
	Jeder Lernende hält einen Gymnastikstab in seinen Händen.
	Der Luftballon wird abwechselnd mit den Gymnastikstäben hin und her gespielt, ohne dass dieser den Boden berührt.
	– Spiel mit zwei Luftballons – Spiel mit zwei Luftballons und jeweils zwei Gymnastikstäben
	gemeinsam
	leicht
	Koordination

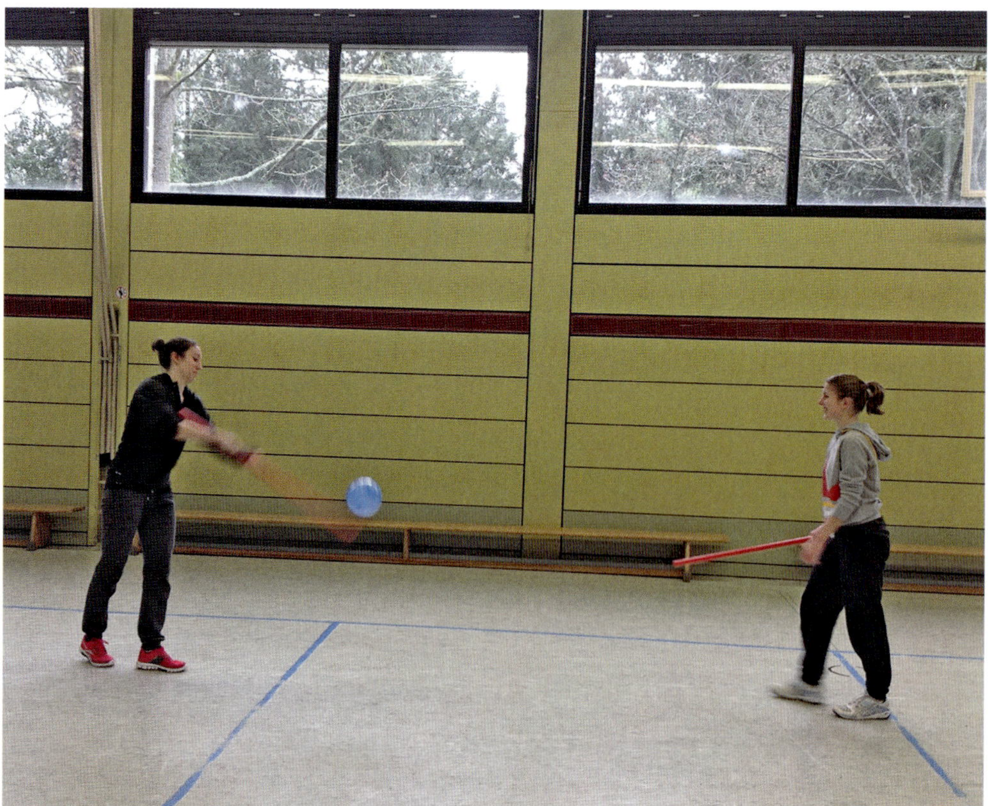

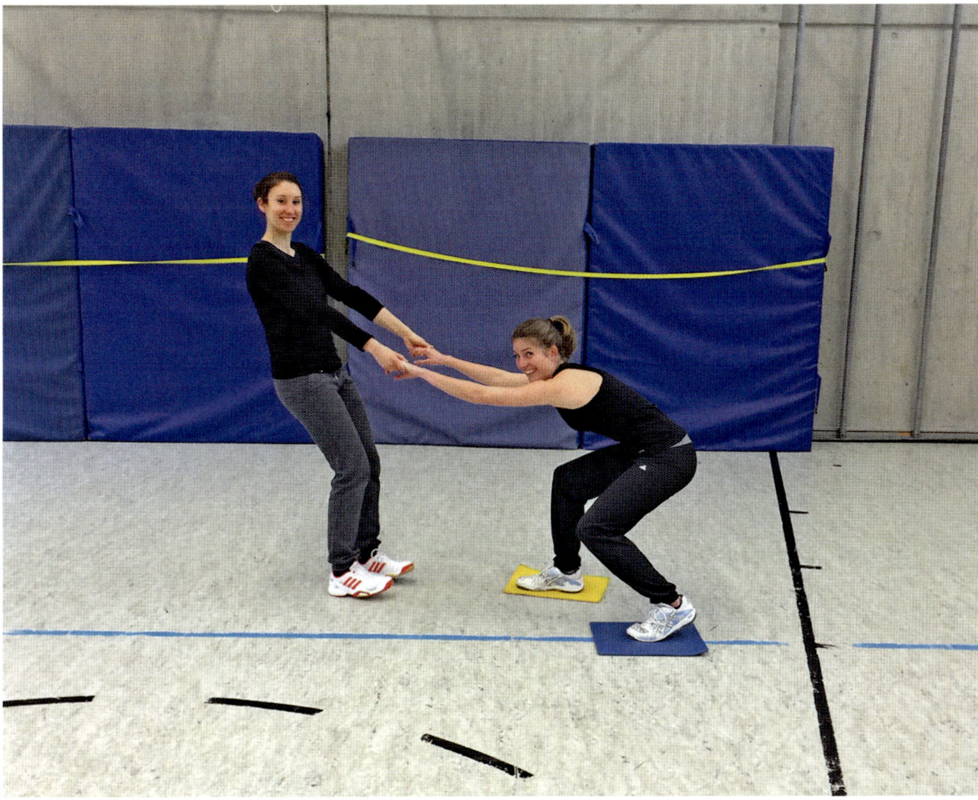

Im Kolosseum

Kennnummer: 2.10

	eine Teppichfließe
	Vor den zwei Lernenden liegt eine Teppichfließe.
	Beide Lernende erproben gemeinsam, welche Möglichkeiten der Fortbewegung es unter besonderer Berücksichtigung von Zieh- und Schiebbewegungen mit Hilfe der Teppichfließe gibt.
	mit zwei Teppichfließen
	gemeinsam
	leicht
	Koordination

An der Torwand

Kennnummer: 2.11

	– mehrere, unterschiedliche Bälle – eine Weichbodenmatte
	Auf eine Weichbodenmatte werden verschiedene Zielfelder mit Kreide gezeichnet.
	Die Lernenden haben die Aufgabe, abwechselnd die Bälle aus unterschiedlichen Entfernungen und Richtungen auf die Ziele zu werfen, schießen, schleudern usw. Welche Möglichkeiten gibt es in die Zielfelder zu treffen?
	– Abstand zur Torwand variieren – Zielfelder vergrößern, verkleinern bzw. verändern
	abwechselnd/nacheinander
	leicht
	Koordination

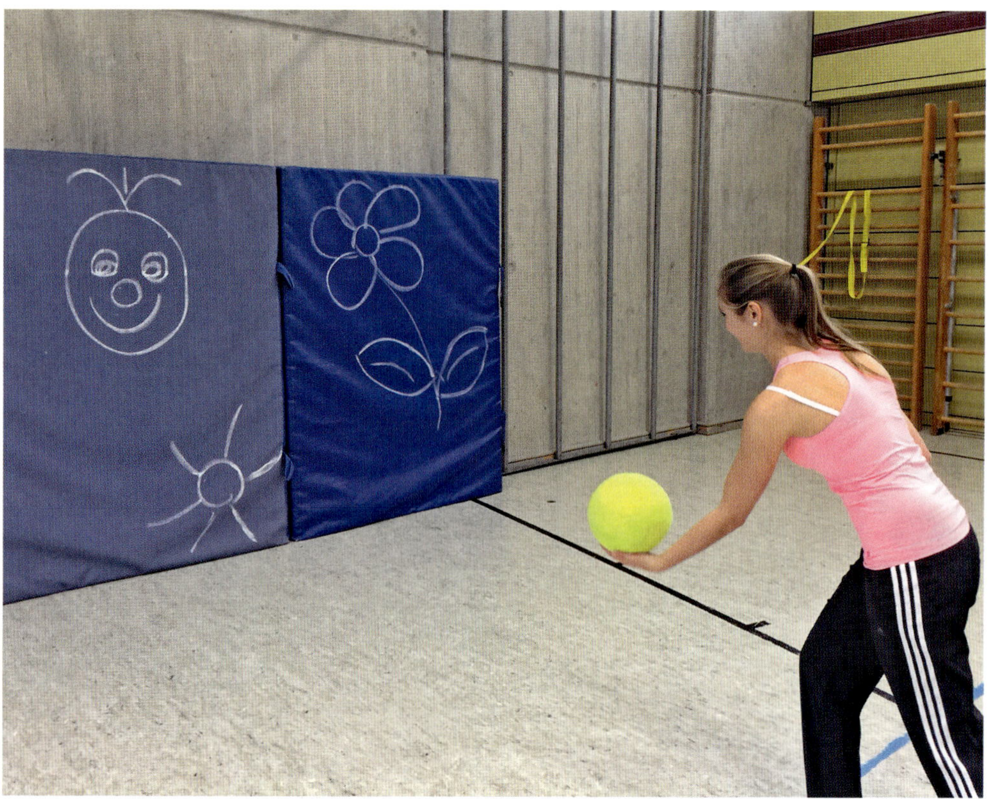

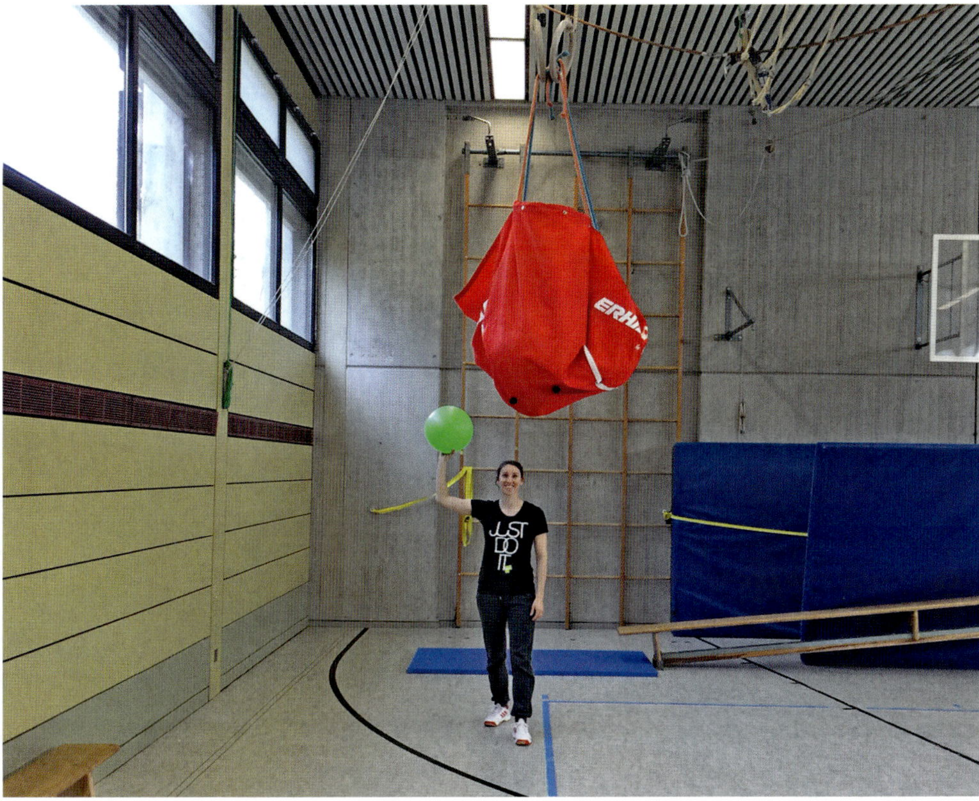

Pendelndes Netz

Kennnummer: 2.12

	– mehrere Bälle – ein mit unterschiedlichen Bällen gefülltes Ballnetz – Ringe
	Ein mit unterschiedlichen Bällen gefülltes Ballnetz wird an einen Ring befestigt. Den Lernenden stehen ausreichend Bälle unterschiedlicher Art zur Verfügung.
	Die Lernenden versuchen durch Abwerfen des Ballnetzes aus unterschiedlichen Entfernungen dieses zum Pendeln zu bringen.
	Höhe des Ballnetzes zum Boden variieren
	gemeinsam
	mittel
	Koordination

Gipfelstürmer

Kennnummer: 2.13

	- eine Kletterstange - ein Turnkasten - mehrere Weichbodenmatten
	Die Kletterstange wird schräg auf den Turnkasten gestellt. Die Weichbodenmatten sichern die Ebene unter und der schräggestellten Kletterstange.
	Welche Möglichkeiten bieten sich den Lernenden den Gipfel der Kletterstange zu erreichen?
	Neigungsgrad variieren
	abwechselnd/nacheinander
	schwer
	Kraft

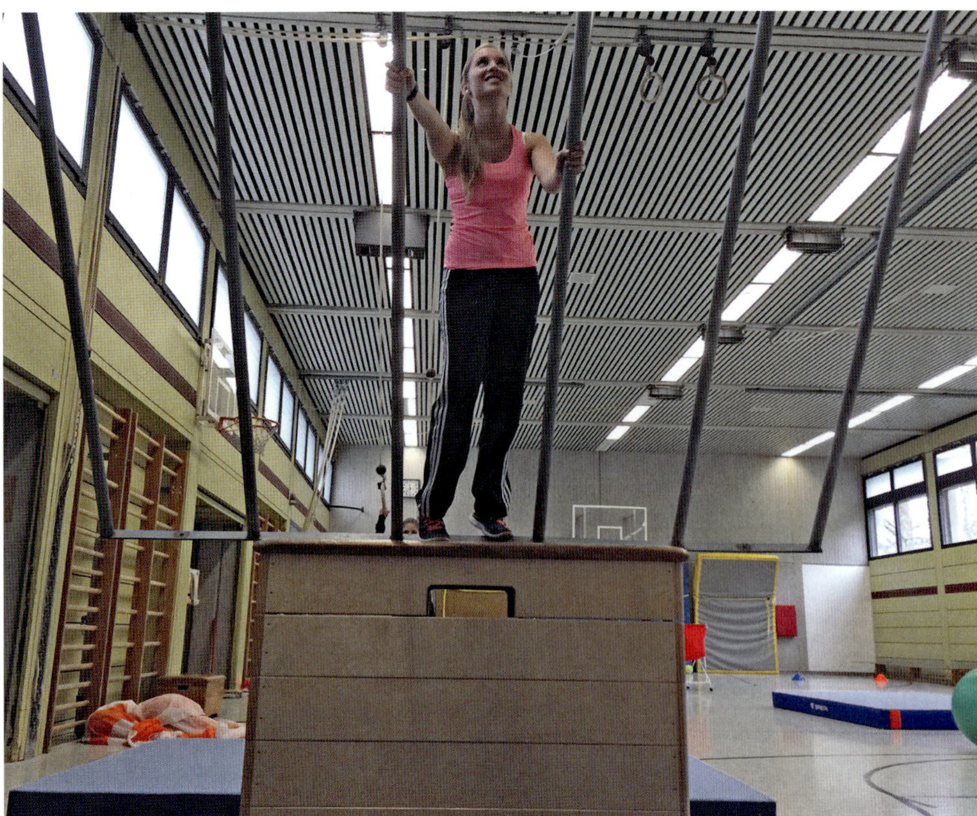

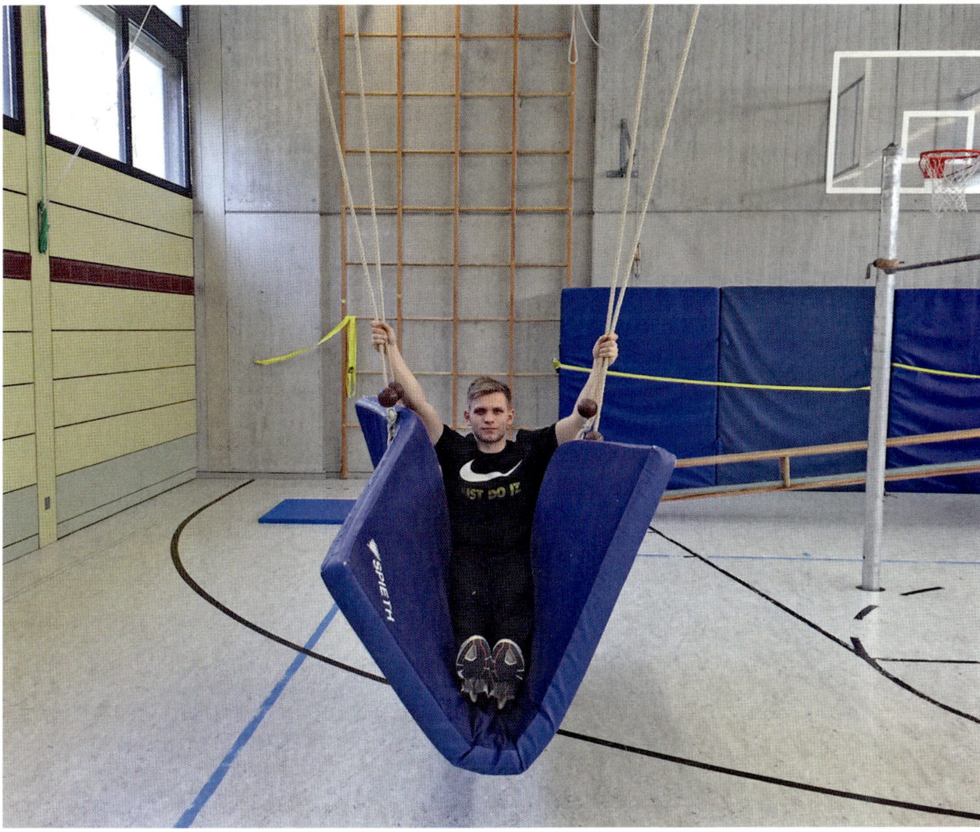

Mattenschaukel

Kennnummer: 2.14

	– zwei Turnmatten – zwei Paar Ringe (alternativ Klettertaue) – zwei Gymnastikseile
	Zwei Ringe werden mit Gymnastikseilen verbunden, um zwei übereinander gelegte Turnmatten zu tragen.
	Welche Möglichkeiten lassen sich von den Lernenden entwickeln, auf der Mattenschaukel zu schwingen?
	Höhe der Mattenschaukel zum Boden variieren
	gemeinsam
	leicht
	Koordination

Schwertransport

Kennnummer: 2.15

	– eine Turnmatte – mehrere Medizinbälle
	Es wird eine Start- und eine Ziellinie festgelegt. Beide Lernenden befinden sich samt Turnmatte und Medizinbällen hinter der Startlinie.
	Auf ein Zeichen versuchen beide Lernenden die Medizinbälle einzeln von der Startlinie hinter die Ziellinie zu transportieren, indem sie diese auf die Turnmatte legen und tragen. Dabei ist darauf zu achten, dass die Medizinbälle nicht von der Matte rollen.
	– Distanz zwischen Start- und Ziellinie variieren – anstatt die Matte zu tragen, kann auch gezogen/geschoben werden – weitere Ballarten verwenden
	gemeinsam
	schwer
	Ausdauer

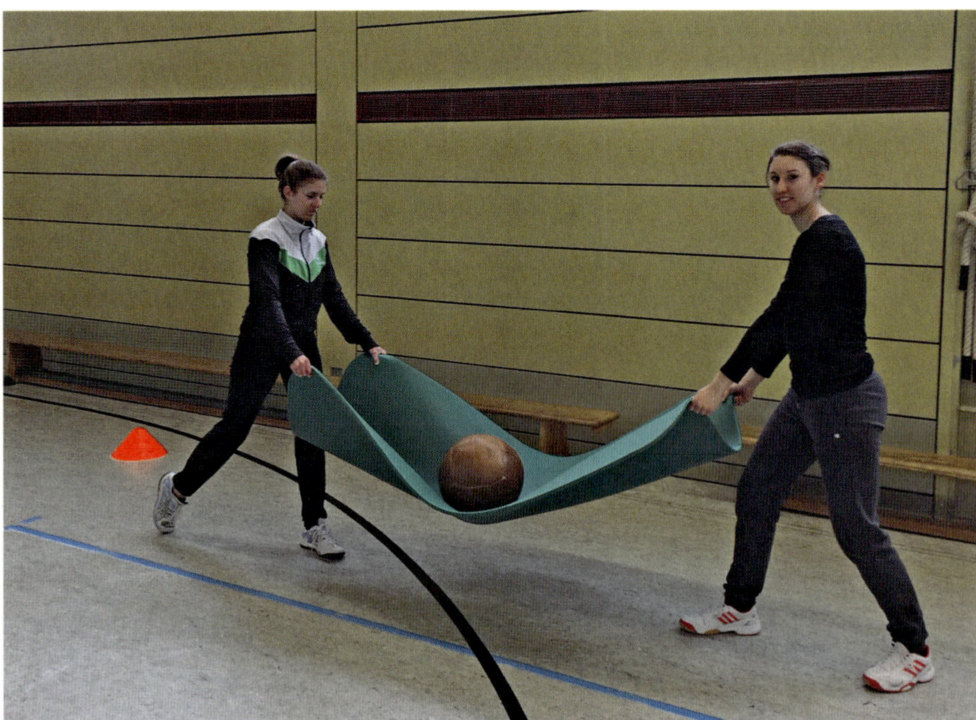

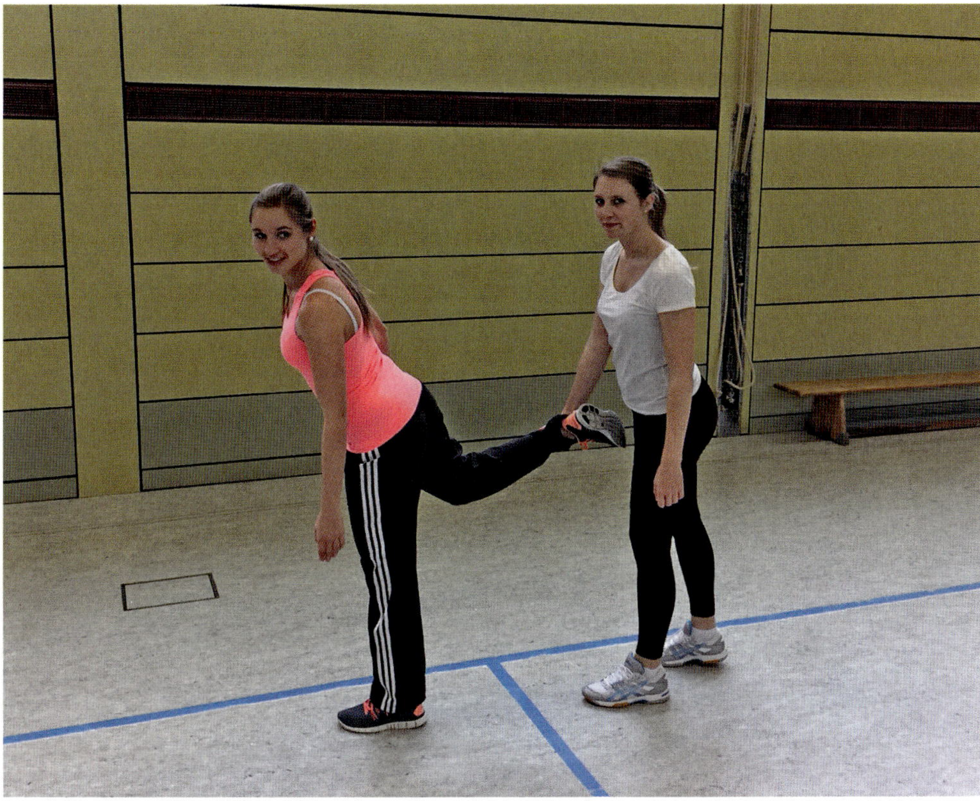

Tandemlauf Kennnummer: 2.16

	ohne Material
	Die Lernenden stehen hintereinander, wobei der Hintere das rechte/linke Bein des Vordermanns in die Hand nimmt.
	Ziel ist es, alle Lernenden innerhalb dieses Zirkels mindestens einmal zu berühren. Welche weiteren Möglichkeiten gibt es, als Tandem die einzelnen Stationen anzulaufen?
	weitere Tandemlaufvariationen erproben
	gemeinsam
	leicht
	Koordination

An der Liane

Kennnummer: 2.17

	– mehrere Klettertaue – ein Turnkasten – eine Weichbodenmatte
	Mehrere Klettertaue werden nebeneinander aufgereiht, an deren Ende sich jeweils ein Knoten befindet. Vor dem ersten Klettertau wird ein Turnkasten aufgestellt. Nach dem letzten Tau wird eine Weichbodenmatte gelegt.
	Welche Möglichkeiten gibt es, vom Turnkasten auf die Weichbodenmatte zu gelangen?
	Die Klettertaue bzw. Knoten in den Höhen variieren
	abwechselnd/nacheinander
	mittel
	– Kraft – Koordination

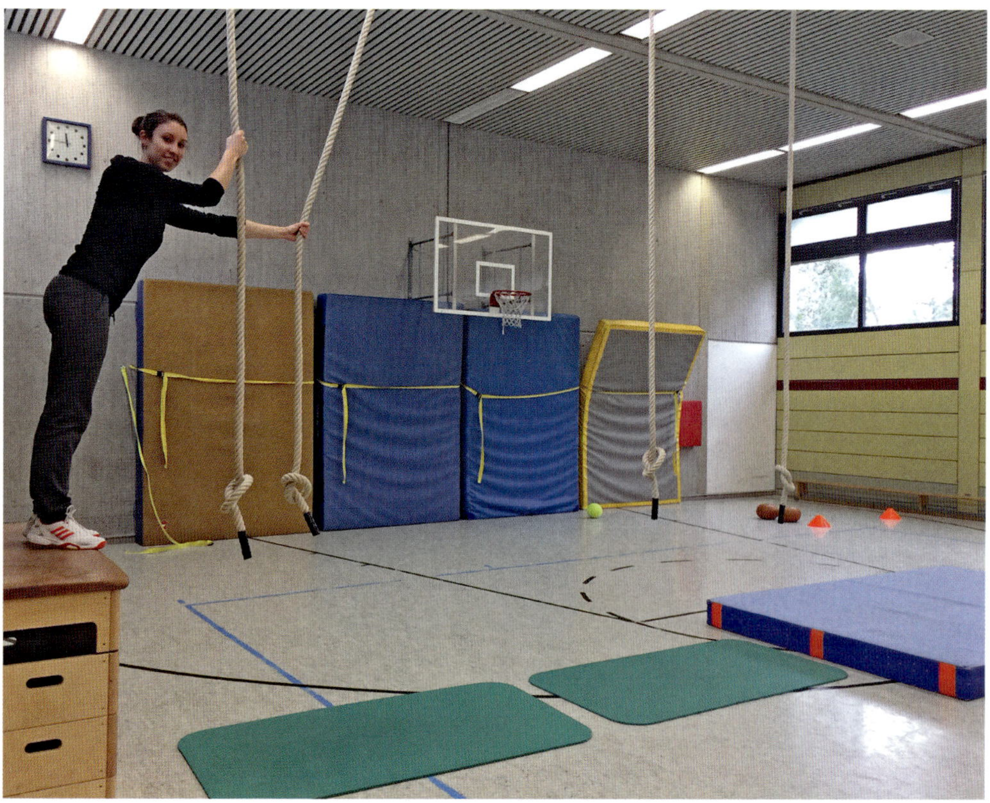

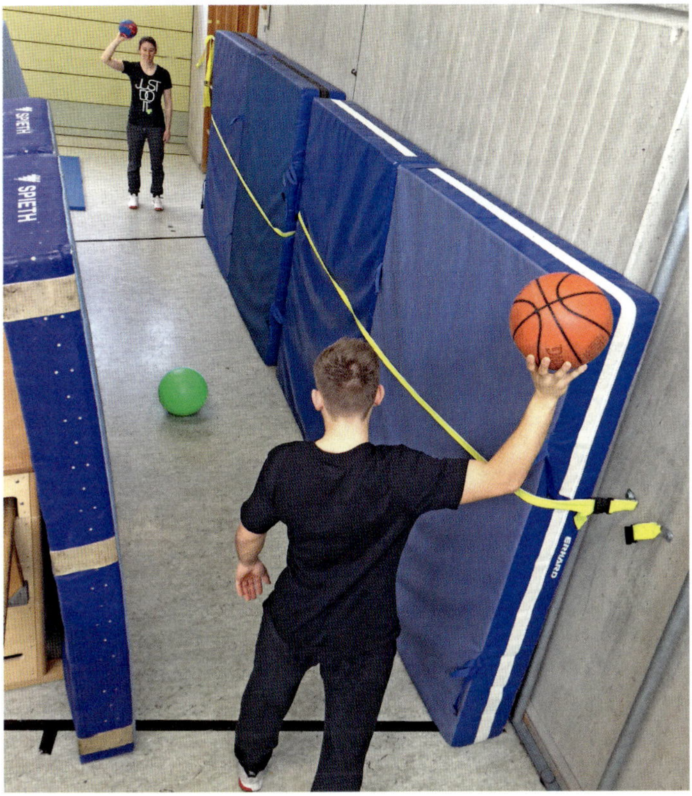

Durch die Gasse

Kennnummer: 2.18

	– vier Weichbodenmatten – mehrere Softbälle – ein Wasserball
	Aus den vier Weichbodenmatten wird eine Gasse mit etwa drei Metern Abstand konstruiert. An den Enden der Mattengasse befinden sich die Lernenden mit mehreren Softbällen. In der Mitte der Gasse liegt ein Wasserball.
	Aufgabe ist es den Tennisball durch die Mattengasse zum Partner zu treiben.
	– mehrere Wasserbälle verwenden – andere Ballarten verwenden – Mattengasse vergrößern bzw. verkleinern
	gemeinsam
	leicht
	Koordination

Klettermeister

Kennnummer: 2.19

	– mehrere Turnkästen – mehrere Weichbodenmatten – mehrere Turnmatten
	Aus mehreren Weichboden-, Turnmatten und Turnkästen wird ein Mattenberg errichtet.
	Auf welche Art und Weise gelingt es den Lernenden gemeinsam den Mattenberg zu erklimmen?
	– Aufbau des Mattenbergs variieren – zusätzliche Gerätschaften, wie beispielsweise Langbänke, integrieren
	gemeinsam
	mittel
	– Kraft – Koordination

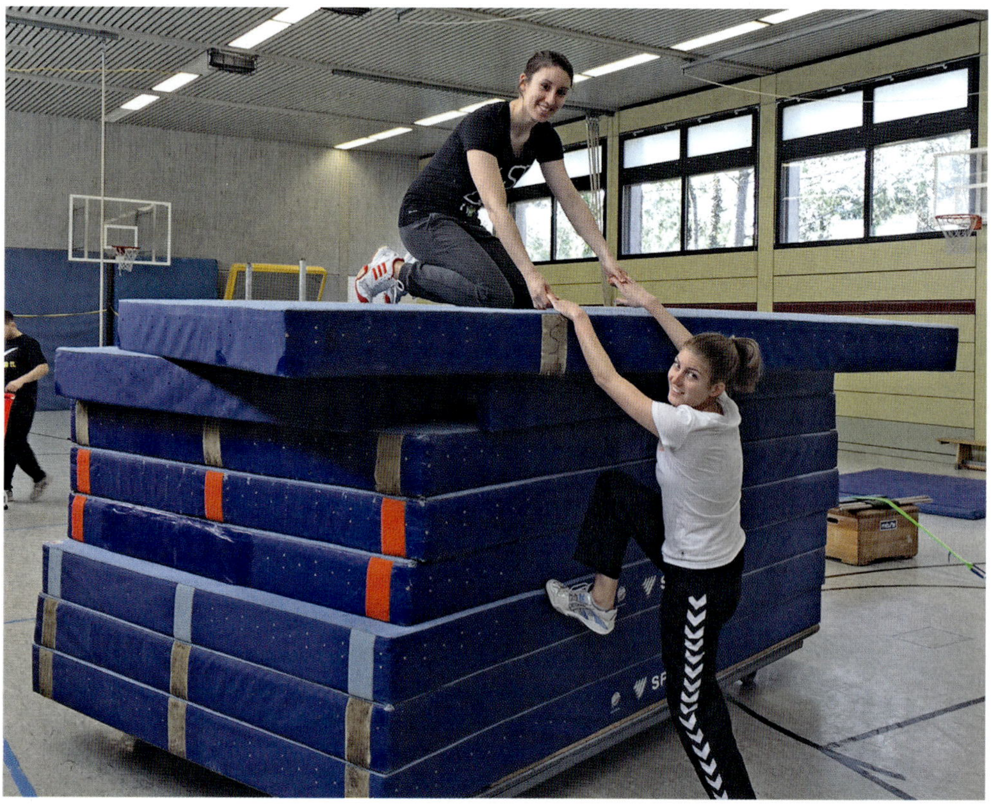

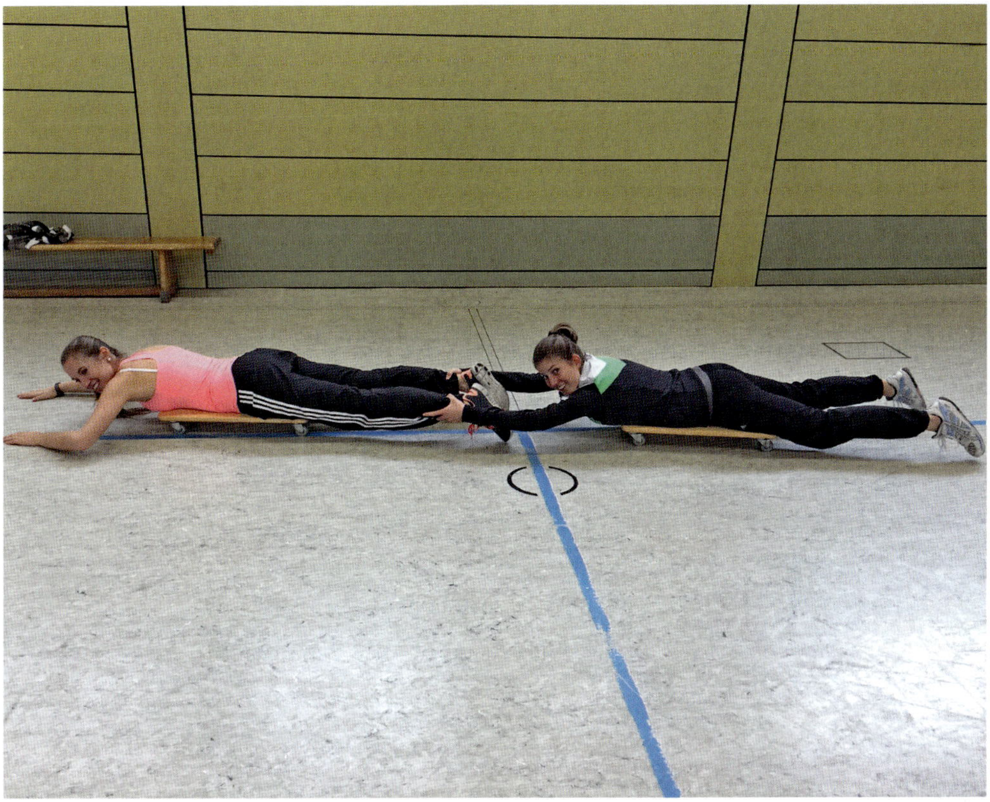

Skeleton Kennnummer: 2.20

	zwei Rollbretter
	Beide Lernenden liegen mit dem Bauch auf dem Rollbrett. Der Hintere hält sich mit den Händen an den Füßen des Partners fest.
	Der Lernende zieht seinen Partner durch Abdrücken der Hände vom Boden auf einer frei gewählten Fahrtroute durch die Halle.
	– rückwärts fahren – der Hintere schiebt an
	gemeinsam
	leicht
	– Kraft – Koordination

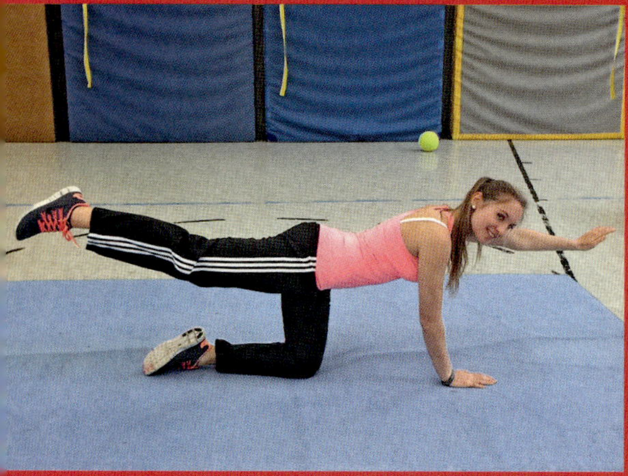

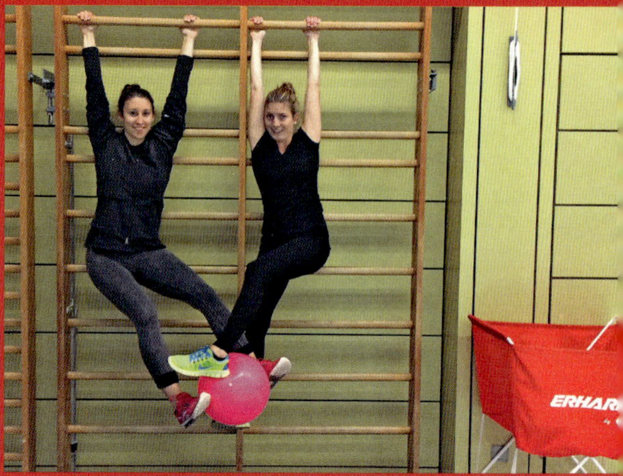

7 Übungen zum Thema Kraft

(Kennnummer 3.1 bis 3.20)

Kraft kann auf verschiedene Art und Weise erworben werden. Zum Beispiel kann man kraftvoll jemanden ziehen oder schieben, sich, seinen Partner oder einen Gegenstand schnellstmöglich beschleunigen bzw. seinen Körper über einen längeren Zeitraum in einer bestimmten Position halten. Die Dimensionen der Kraft bei den folgenden Stationen sind äußerst vielschichtig und facettenreich.

Dazu zählen die Maximalkraft als höchstmögliche Kraft, die man bei maximaler willkürlicher Kontraktion auszuüben vermag, sowie die Schnellkraft, als Fähigkeit den Körper, Teile des Körpers (z.B. Arme, Beine) oder Gegenstände (z.B. Bälle, Kugeln, Speere etc.) mit maximaler Geschwindigkeit zu bewegen. Außerdem muss noch die Kraftausdauer als Ermüdungswiderstandsfähigkeit gegenüber Belastungen von mindestens 30% des Kraftmaximums erwähnt werden. Dies sind die Erscheinungsformen der Fähigkeit Kraft im folgenden Kapitel (vgl. u.a. Weineck, 2007).

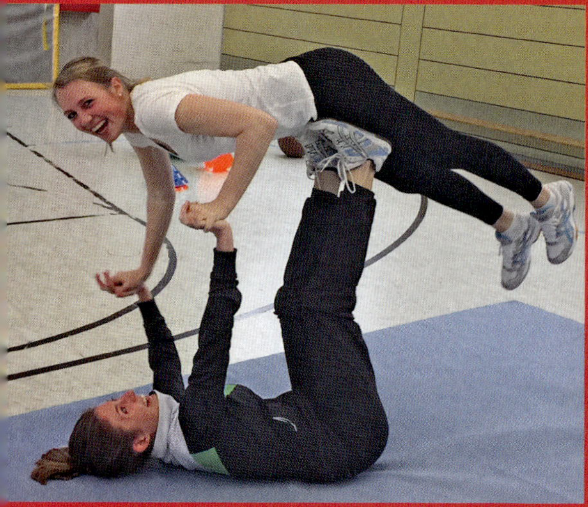

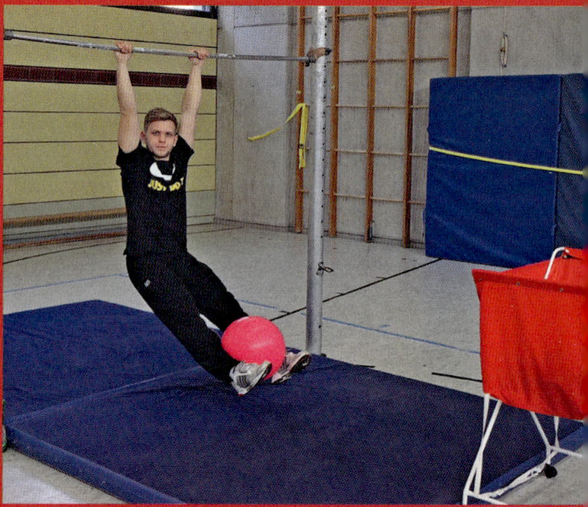

Balanceakt

Kennnummer: 3.1

	– eine Langbank – verschiedene Bälle (Tennisbälle, Golfbälle, Handbälle...) – ein Ballwagen
	In eine Sprossenwand wird eine Langbank eingehängt (Höhe variabel einstellbar). Vor der Sprossenwand und rechts bzw. links von der eingehängten Bank wird ein Ballwagen positioniert.
	Der Lernende nimmt das freie Ende der Langbank in die Hände, legt einen Ball darauf und versucht diesen über die Langbank bis hin zur Sprossenwand und anschließend in den Ballwagen zu balancieren, ohne dass dieser herunterfällt.
	– Höhe der eingehängten Langbank variieren – Ballarten variieren
	abwechselnd/nacheinander
	schwer
	Koordination

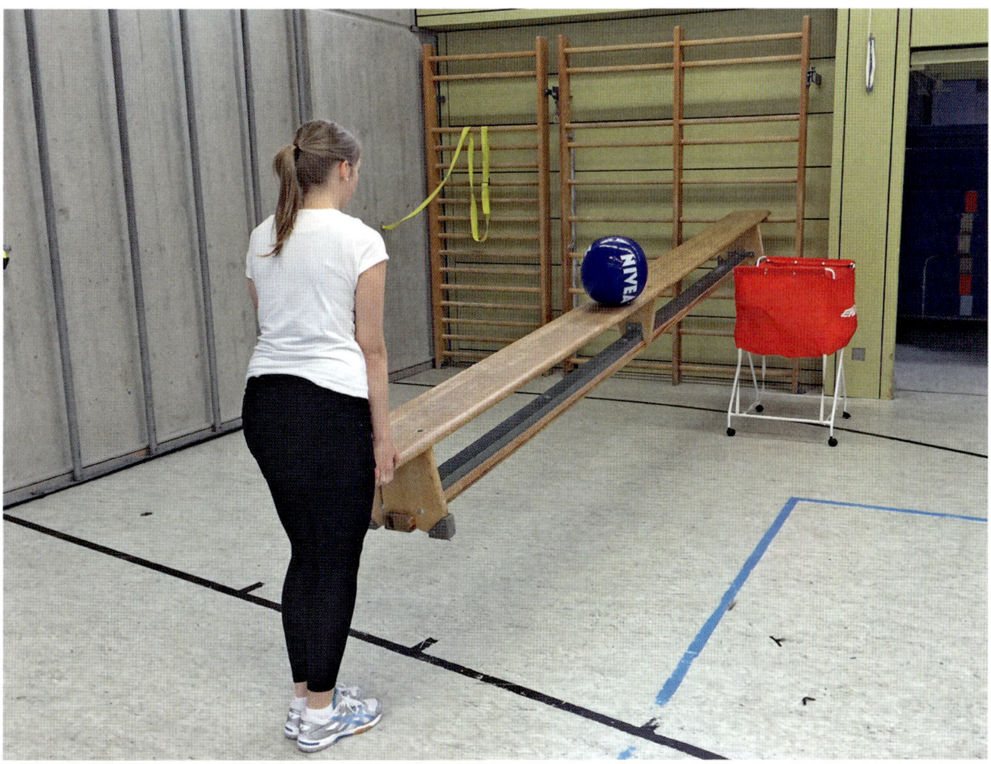

Der Gondoliere

Kennnummer: 3.2

	– drei Rollbretter – eine Turnmatte – ein Gymnastikstab
	Auf drei Rollbretter wird eine Turnmatte gelegt (Gondel), auf die sich der Lernende (Gondoliere) stellt. Den Gymnastikstab hält er in der Hand.
	Der Lernende versucht durch Abdrücken des Gymnastikstabs vom Hallenboden die Gondel in Bewegung zu bringen und von einem Hallenende ans andere zu gelangen.
	Gondeln im Kniestand
	abwechselnd/nacheinander
	mittel
	– Koordination – Schnelligkeit

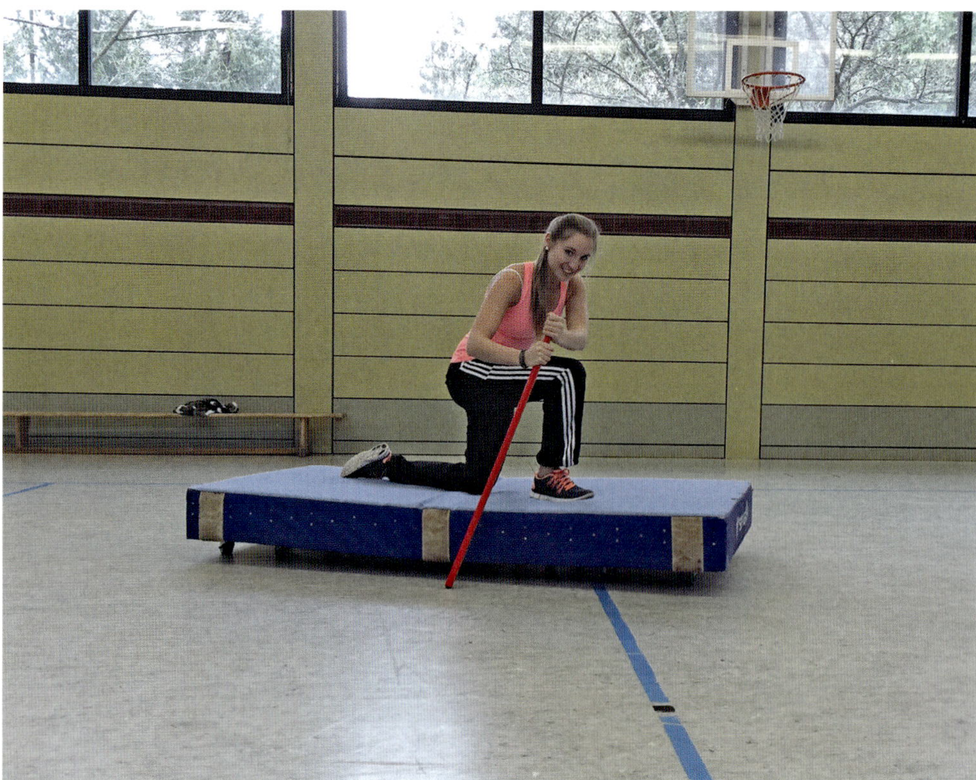

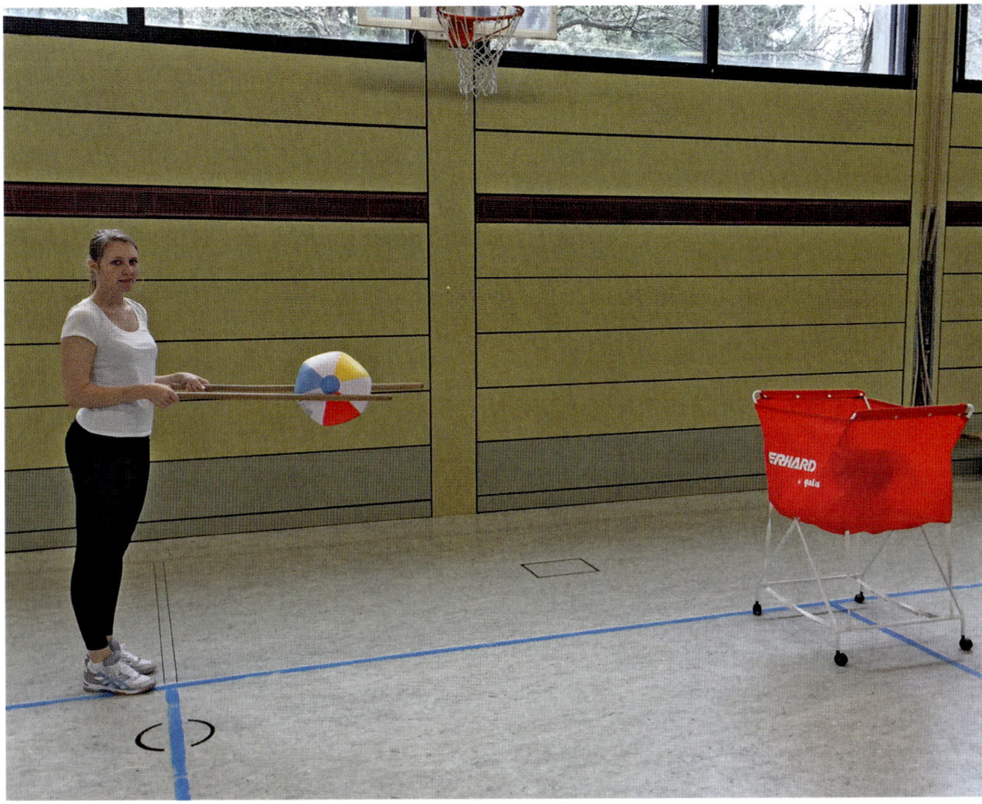

Sushi

Kennnummer: 3.3

	– zwei Gymnastikstäbe – verschiedene Bälle – ein Ballwagen
	Es werden verschiedenartige Bälle auf dem Boden platziert. Im Abstand von etwa 10 Metern befindet sich ein Ballwagen.
	Der Lernende hält beide Gymnastikstäbe in den Händen und versucht durch Einklemmen in die Stäbe die Bälle in den Ballwagen zu transportieren.
	– Ballarten variieren – Distanz zum Ballwagen variieren
	abwechselnd/nacheinander
	leicht
	Koordination

Sprungwunder

Kennnummer: 3.4

	ohne Material
	Der Lernende stellt sich an eine Längsseite der Halle auf.
	Wie viele (beidbeinige) Sprünge braucht der Lernende, um an das andere Hallenende zu gelangen?
	– von Quer- zu Querseite springen – Sprungarten variieren (einbeinig links/rechts) – rückwärts springen
	abwechselnd/nacheinander
	leicht
	Ausdauer

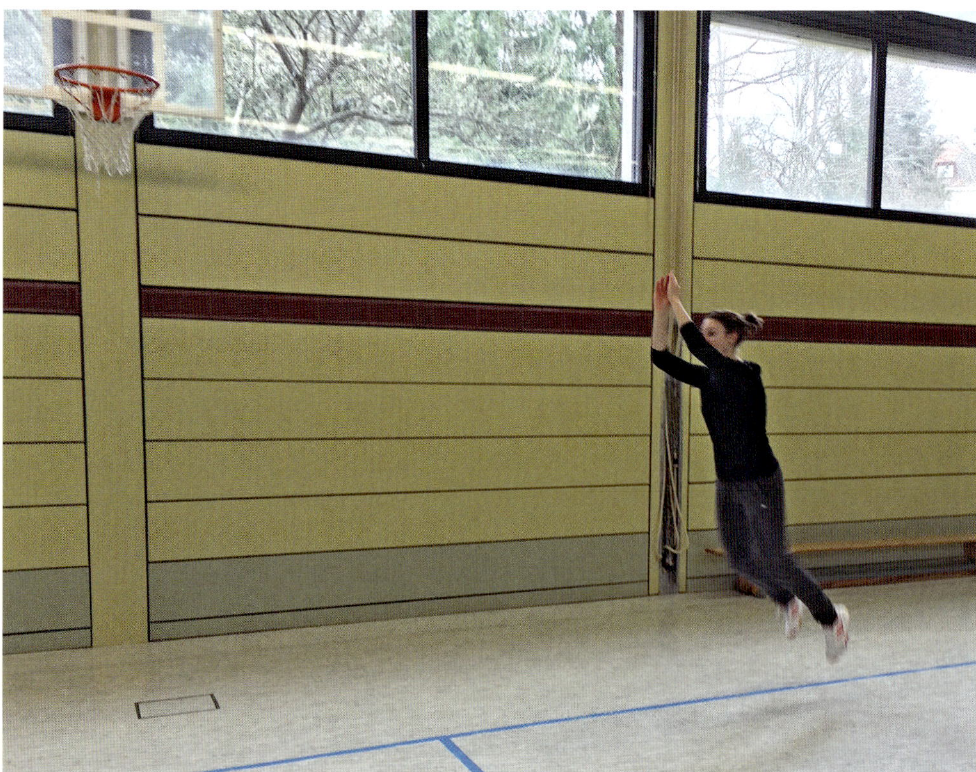

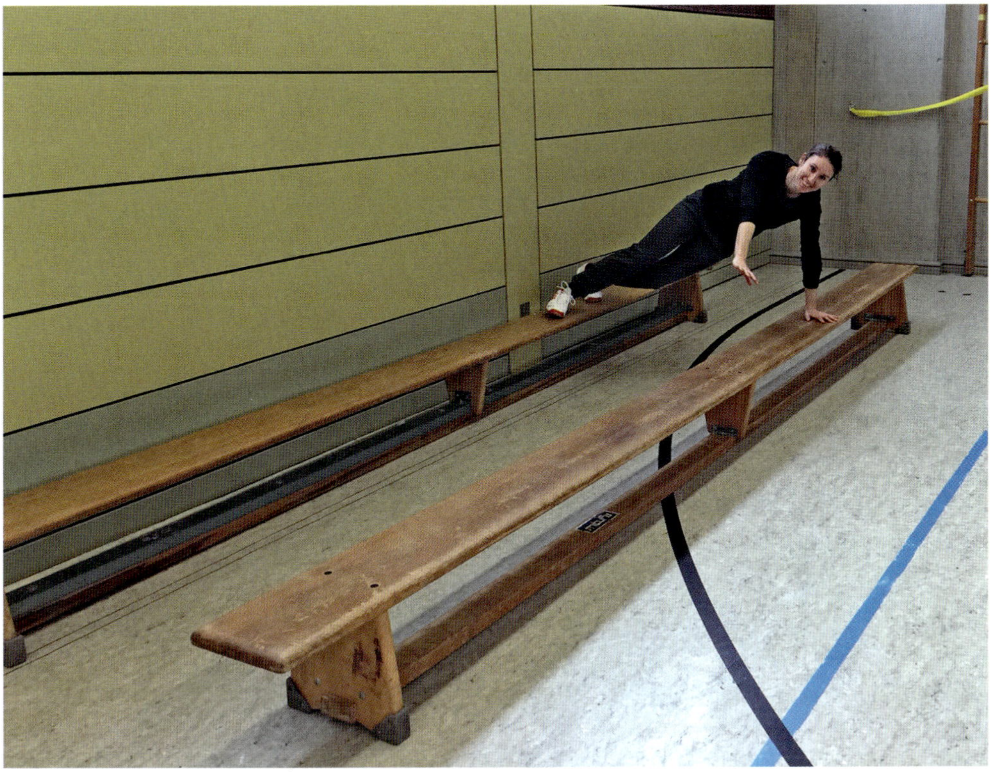

Zwischen den Langbänken

Kennnummer: 3.5

zwei Langbänke
Zwei Langbänke werden parallel zueinander im Abstand von etwa 1,5 Metern aufgestellt.
Wie gelingt es dem Lernenden, vom einen Ende der Langbank zum anderen Ende zu gelangen, ohne dabei den Boden zu berühren? Dabei ist darauf zu achten, dass der Lernende stets mit beiden Langbänken Kontakt halten muss.
– Abstand zwischen beiden Langbänken variieren – zwei Langbänke hintereinander stellen
abwechselnd/nacheinander
leicht
– Koordination – Ausdauer

Flummi

Kennnummer: 3.6

ein Pezziball
Der Lernende positioniert sich etwa einen Meter vor eine Ecke und hält einen Pezziball vor sich.
Der Lernende lässt sich mit dem Pezziball in Vorhalte wechselweise in Richtung rechte bzw. linke Wandseite fallen, wobei er sich stets mit dem Pezziball von dieser wieder abdrückt.
Der Lernende wird von seinem Partner sanft in die jeweilige Richtung gedrückt.
abwechselnd/nacheinander
leicht
– Koordination – Ausdauer

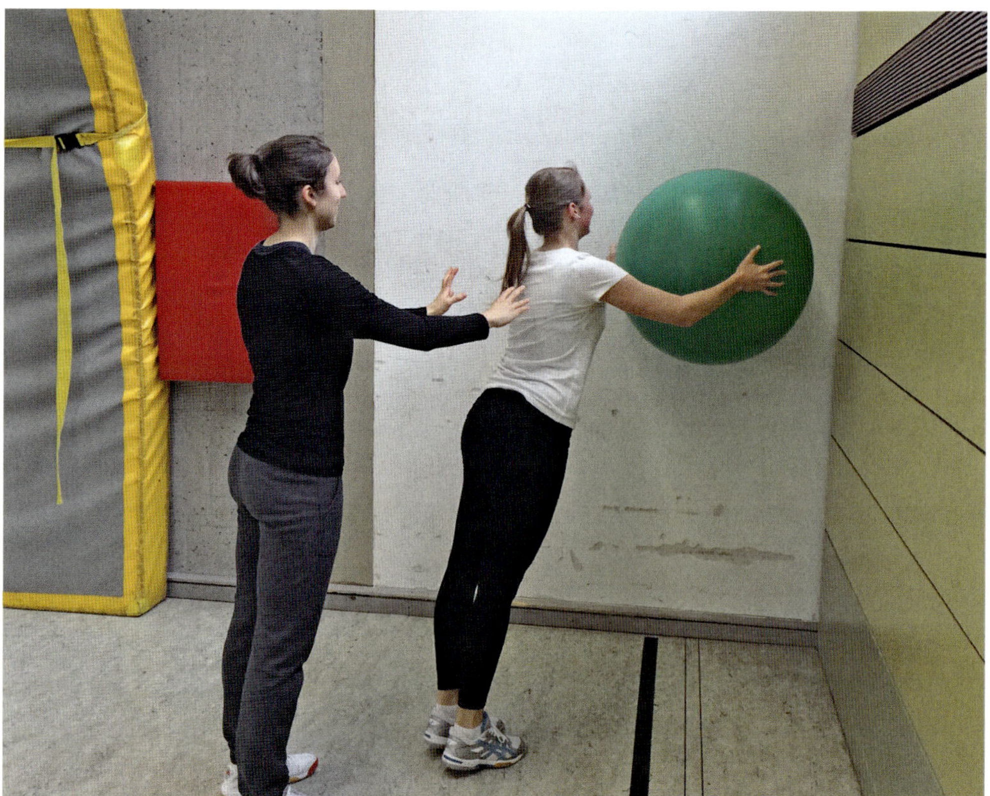

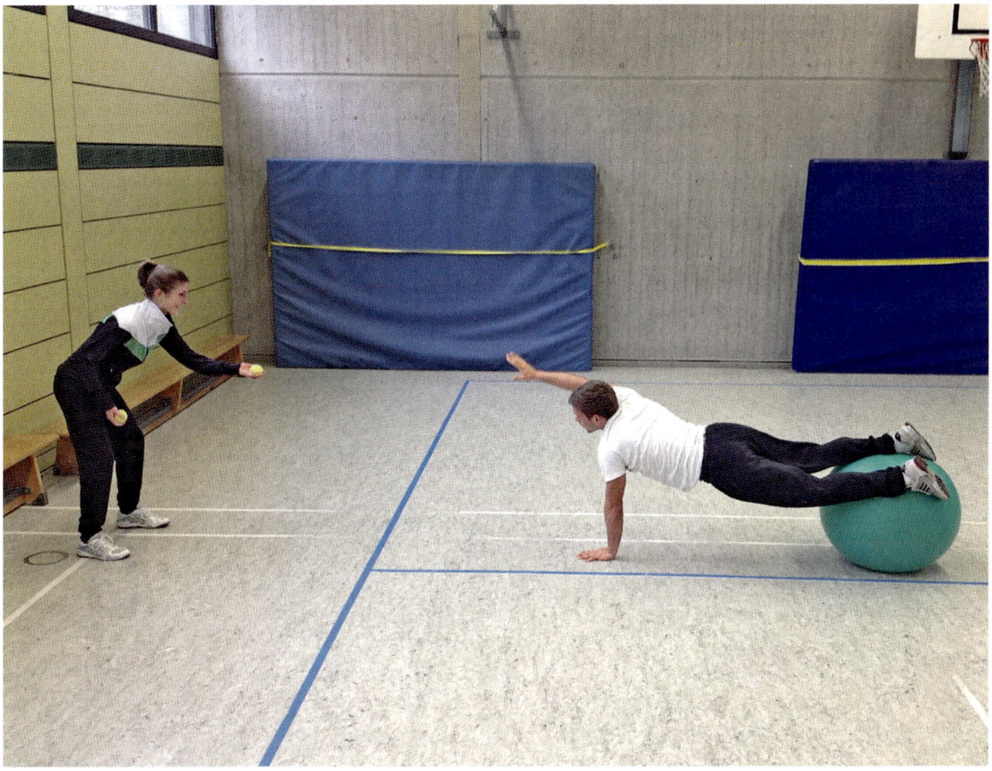

Im Spinnennetz

Kennnummer: 3.7

– ein Pezziball – mehrere Tennisbälle
Ein Lernender liegt mit den Beinen auf dem Pezziball, mit den Armen stützt er sich auf dem Boden ab. Sein Partner steht mit den Tennisbällen in der Hand etwa drei Meter vor ihm.
Der Ballbesitzende wirft dem Lernenden nun abwechselnd die Bälle zu, die dieser im Stile einer Spinne, die ihr Netz verteidigt, versuchen muss zu fangen. Dabei können die Würfe durchaus in einem größeren Radius erfolgen.
andere Ballarten verwenden
abwechselnd/nacheinander
schwer
– Koordination – Beweglichkeit

Pezziballschießen

Kennnummer: 3.8

	ein Pezziball
	Der Lernende liegt rücklings auf dem Boden. Die Beine sind aufgestellt. Etwa 1,5 Meter vor ihm steht sein Partner mit einem Pezziball in der Hand.
	Der Partner wirft den Pezziball zum Lernenden, der versucht, diesen mit seinen Füßen zurückzustoßen.
	den Pezziball zwischen die Beine klemmen und anschließend zurückzustoßen.
	abwechselnd/nacheinander
	leicht
	Beweglichkeit

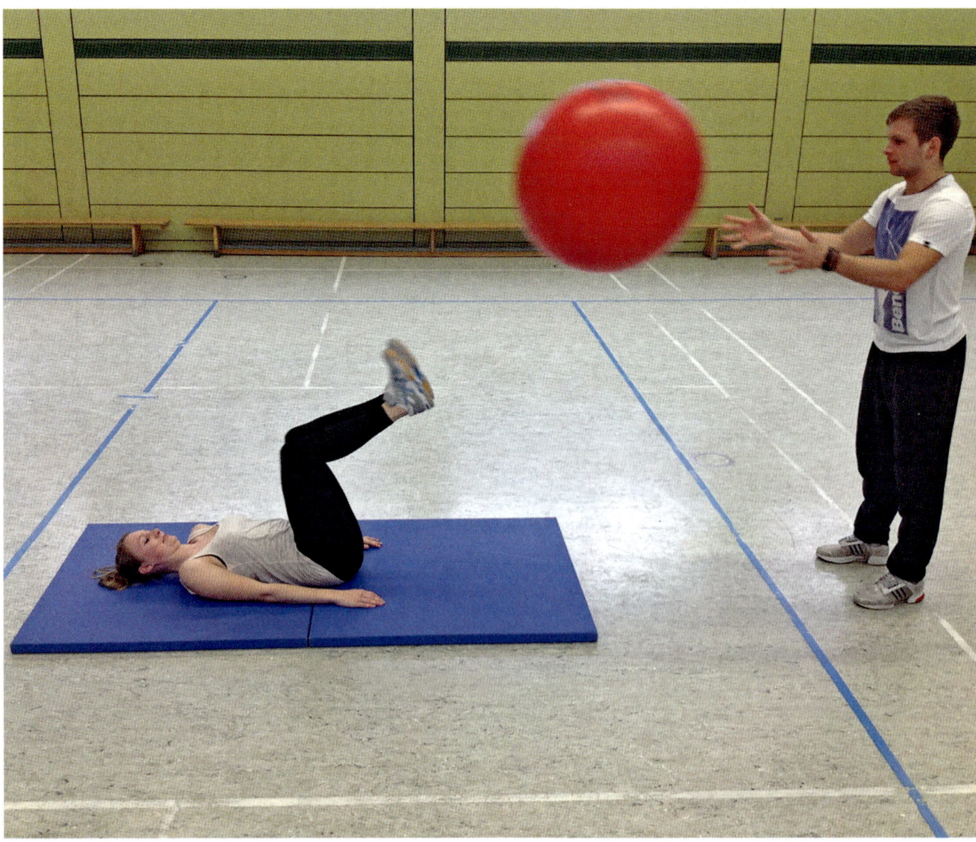

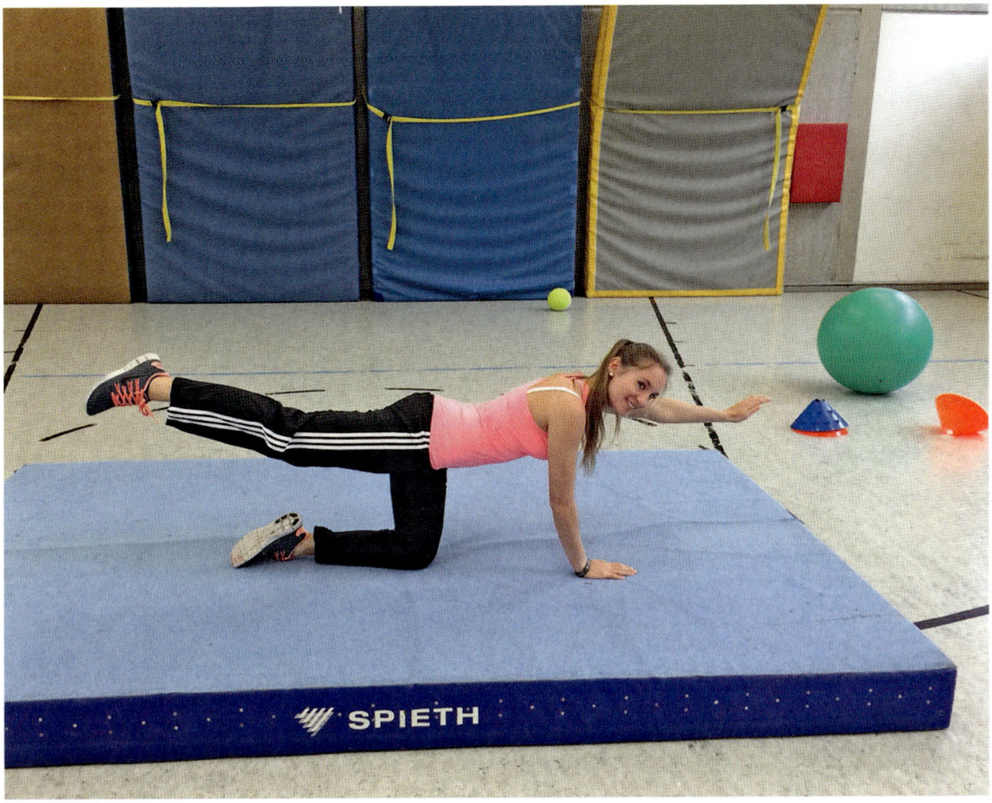

Außer Kontrolle

Kennnummer: 3.9

	eine Weichbodenmatte
	Der Lernende befindet sich im Vierfüßlerstand auf einer Weichbodenmatte.
	Der Lernende versucht seinen Körper im Gleichgewicht zu halten, während er entweder ein Fuß oder eine Hand von der Weichbodenmatte abhebt und nach vorne/hinten streckt.
	sowohl eine Hand als auch einen Fuße nach vorne/hinten strecken
	abwechselnd/nacheinander
	leicht
	Koordination

Affentanz

Kennnummer: 3.10

	– eine Sprossenwand – verschiedene Bälle
	Der Lernende hängt mit den Armen an einer Sprossenwand.
	Der Partner wirft ihm Bälle zu, die der Lernende versuchen muss abzuwehren, bevor diese die Sprossenwand berühren.
	die Bälle mit den Händen bzw. Füßen fangen
	abwechselnd/nacheinander
	schwer
	– Koordination – Beweglichkeit

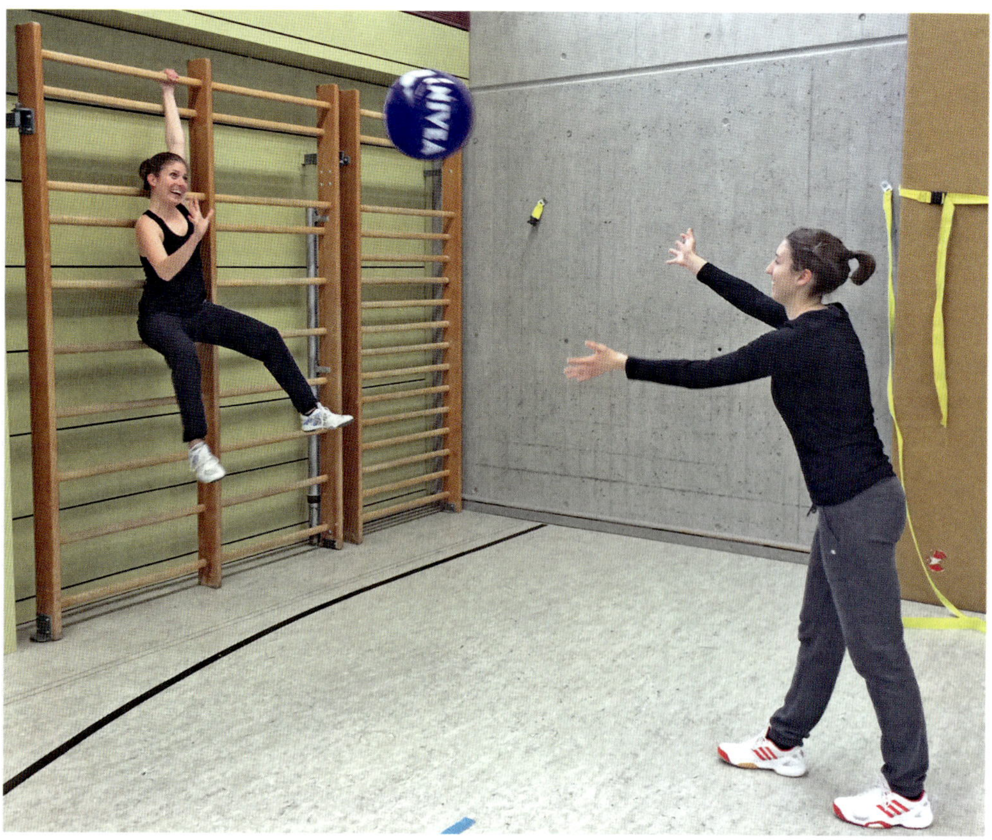

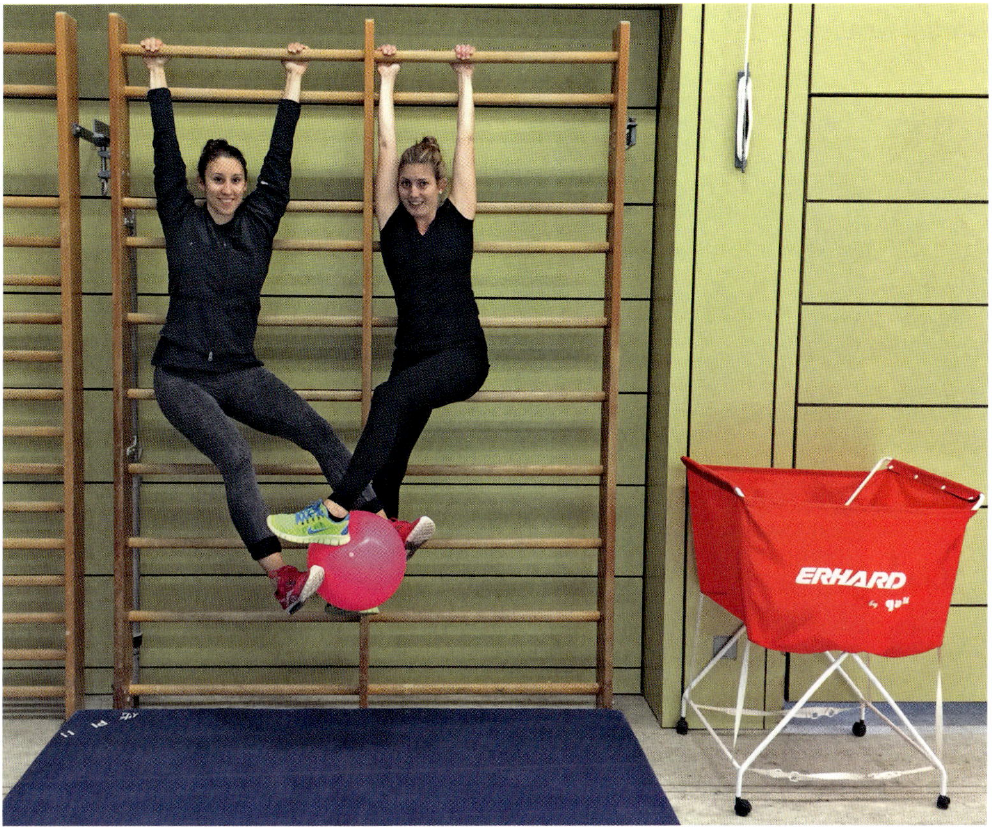

Bälledieb

Kennnummer: 3.11

	– eine Sprossenwand – verschiedene Bälle
	Beide Lernende hängen mit den Armen an einer Sprossenwand.
	Während sich der eine einen Ball zwischen die Beine/Füße klemmt, versucht der andere diesen mit seinen Füßen zu entziehen.
	unterschiedliche Bälle verwenden
	gemeinsam
	schwer
	– Ausdauer – Beweglichkeit

Einmal wenden!

Kennnummer: 3.12

	eine Weichbodenmatte
	Ein Lernender liegt mit dem Rücken auf der Weichbodenmatte.
	Der Partner versucht ihn auf den Bauch zu drehen, während der Lernende Widerstand gibt.
	– von der Bauch- in die Rückenlage drehen – Auflageflächen vergrößern bzw. verkleinern, indem man die Arme und Beine ausstreckt bzw. anlegt
	gemeinsam
	mittel
	Ausdauer

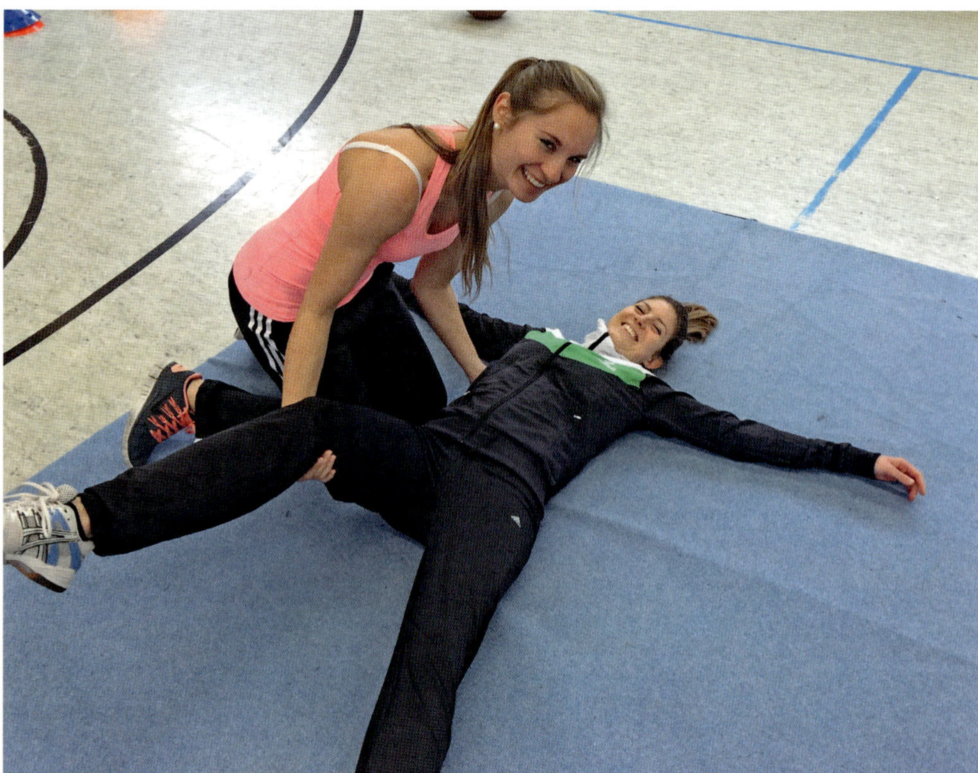

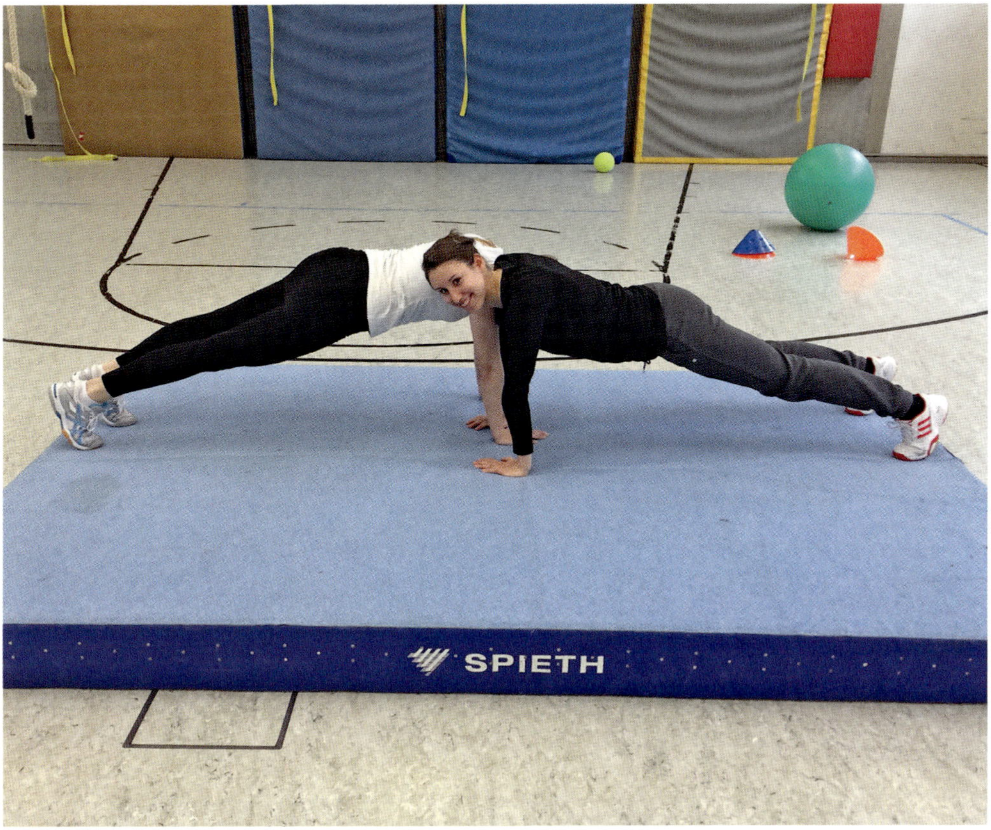

Liegestützschieben

Kennnummer: 3.13

	eine Weichbodenmatte
	Beide Lernenden befinden sich im Liegestütz auf der Weichbodenmatte.
	Auf Kommando versuchen sich beide mit den Schultern von der Weichbodenmatte zu schieben.
	Welche Möglichkeiten gibt es noch, den Partner von der Matte zu schieben?
	gemeinsam
	mittel
	Ausdauer

Korbball

Kennnummer: 3.14

	– mehrere Tischtennis- bzw. Tennisbälle – ein Turnhocker, alternativ eine Ballkiste oder einen Eimer – eine Sprossenwand
	Eine Sprossenwand wird herausgezogen, sodass sie im rechten Winkel zur Wand steht. Auf der einen Seite der Sprossenwand steht der Lernende mit einem Turnhocker in der Hand. Auf der anderen Seite befindet sich der Partner mit den Tischtennisbällen.
	Während der Partner die Tischtennisbälle über die Sprossenwand wirft, versucht der Lernende diese mit Hilfe des Turnhockers aufzufangen.
	andere Ballarten verwenden, beispielsweise Badmintonbälle
	abwechselnd/nacheinander
	mittel
	Koordination

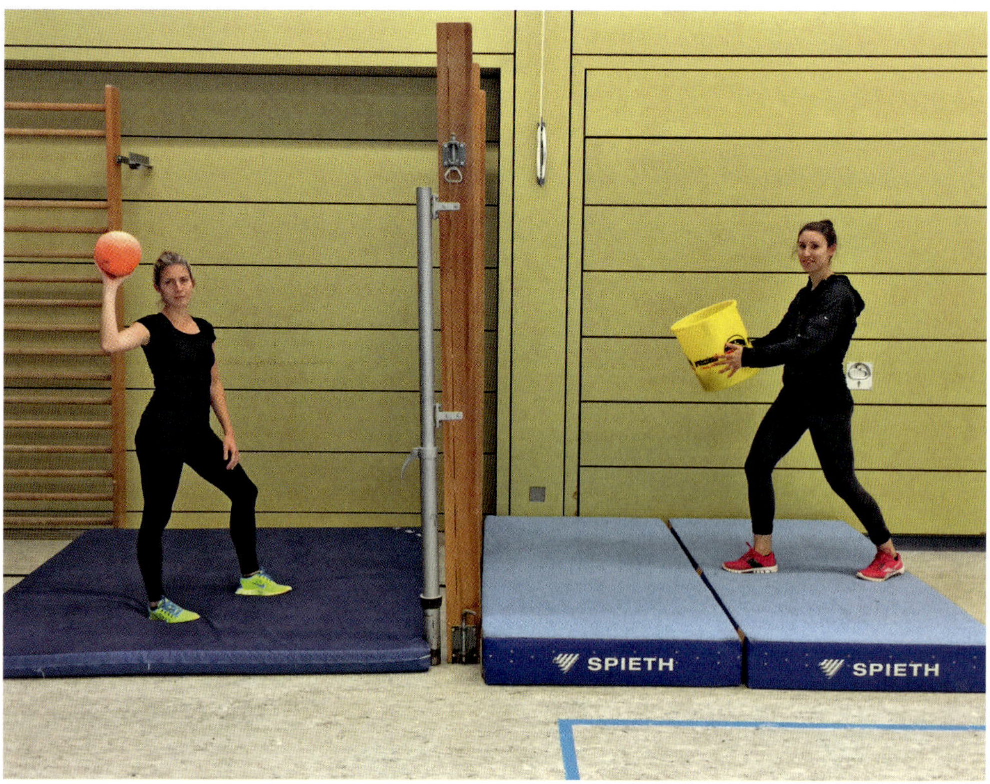

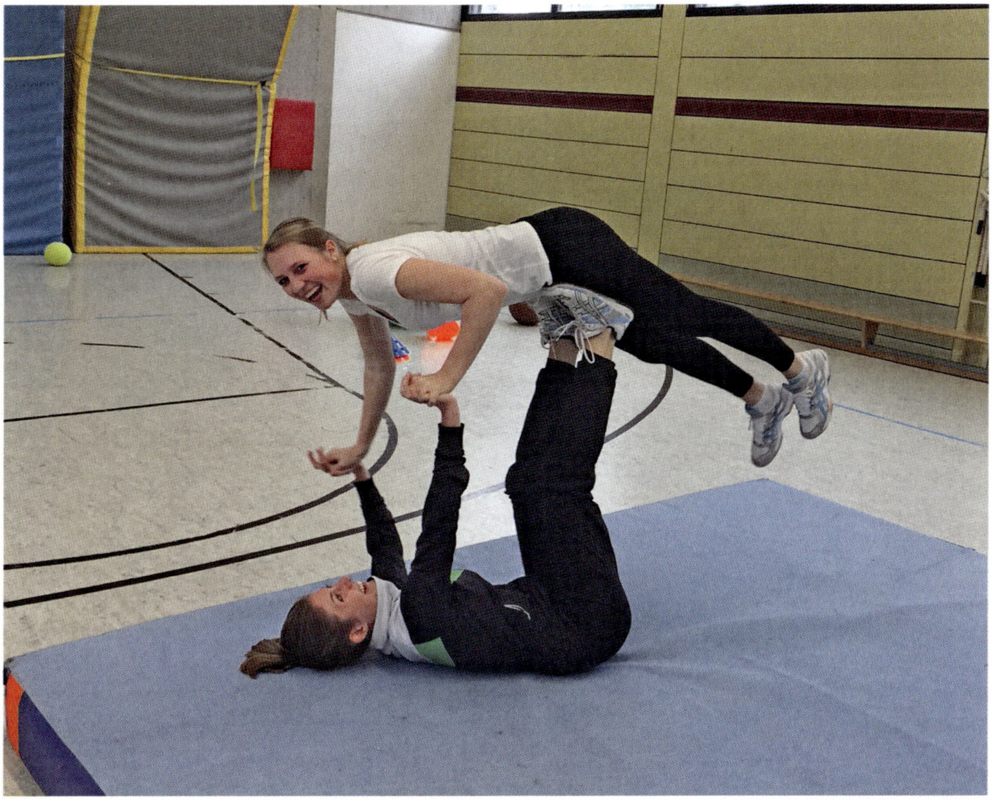

Hilfestellung

Kennnummer: 3.15

	eine Turnmatte
	Ein Lernender legt sich mit dem Rücken auf die Turnmatte, während der Partner an einer Querseite positioniert.
	Welche Ideen lassen sich realisieren, den Partner von einer auf die andere Seite zu transportieren, ohne dass dieser die Matte berührt?
	– eine Weichbodenmatte verwenden – über die Längsseite der Matte transportieren
	gemeinsam
	schwer
	Koordination

Liegestützschlange

Kennnummer: 3.16

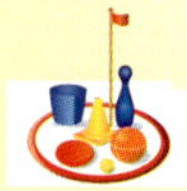	Markierungshütchen zum Abstecken eines Slalomparcours
	Beide Lernenden befinden sich unmittelbar hintereinander in Liegestützstellung, wobei der Vordermann die Beine auf die Schulter des Hinteren legt.
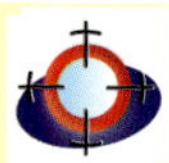	Die beiden Lernenden versuchen einen Slalomparcours zu durchlaufen, ohne dass dabei die Schlange „zerfällt“.
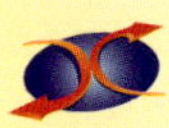	Slalomparcours hinsichtlich Länge und Anzahl der Markierungshütchen variieren
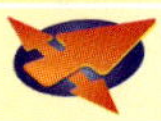	gemeinsam
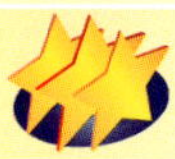	mittel
	Ausdauer

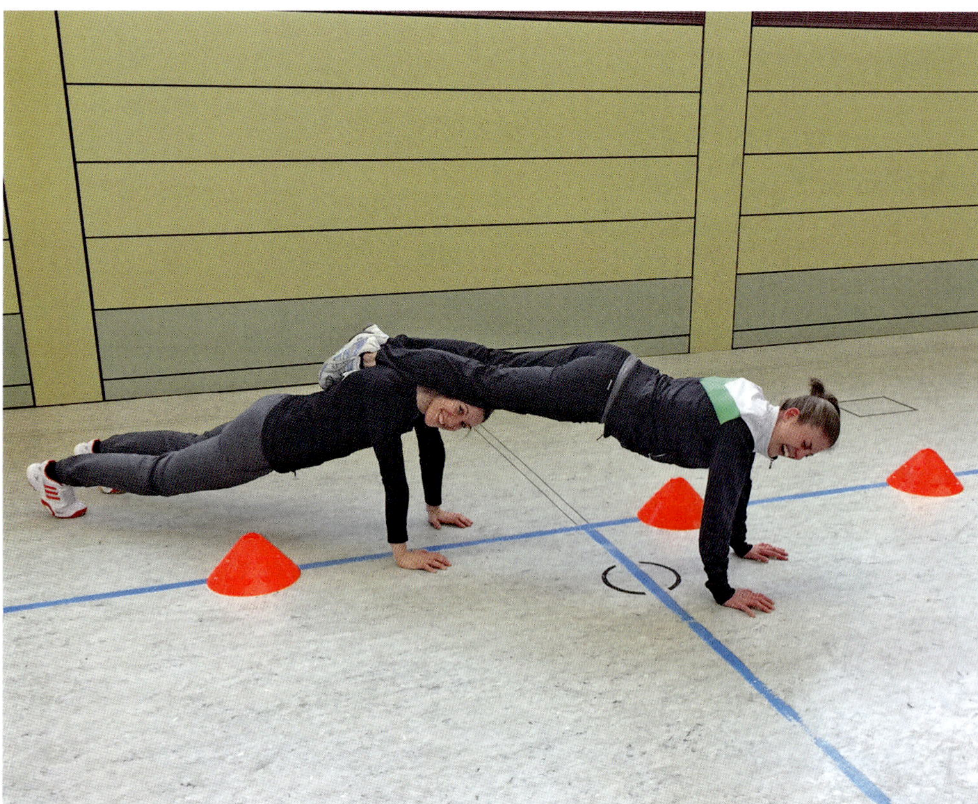

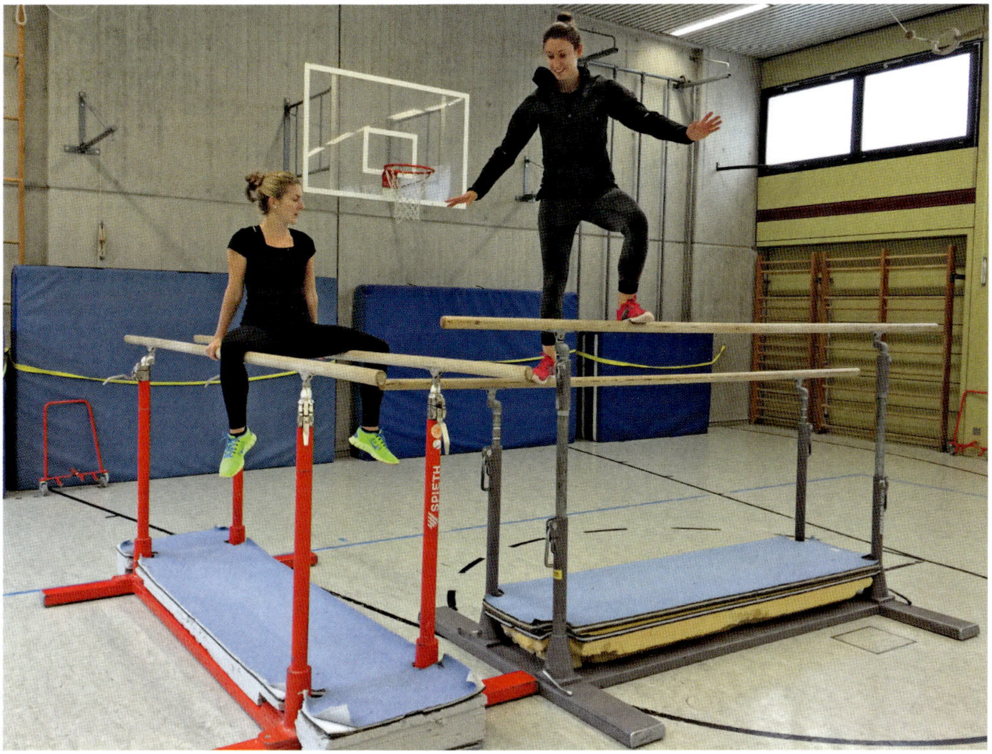

In der Holmengasse

Kennnummer: 3.17

	ein Barren
	Ein Barren wird aufgestellt. Auf ausreichende Sicherung unter und neben dem Barren gilt es zu achten!
	Welche Möglichkeiten bieten sich dem Lernenden, die Holmengasse zu durchqueren, ohne dabei den Boden zu berühren?
	– Holmen in der Höhe variieren – zwei Barren senkrecht zueinander aufstellen
	abwechselnd/nacheinander
	mittel
	Ausdauer

Klettertauziehen

Kennnummer: 3.18

– ein Klettertau – zwei Langbänke
Die zwei Langbänke werden nebeneinander gestellt. Jeder Lernende steht auf einer Bank.
Auf Kommando versuchen die Lernenden den Partner auf ihre Seite bzw. von der Bank zu ziehen.
die Langbänke umgedreht aufstellen
gemeinsam
mittel
Koordination

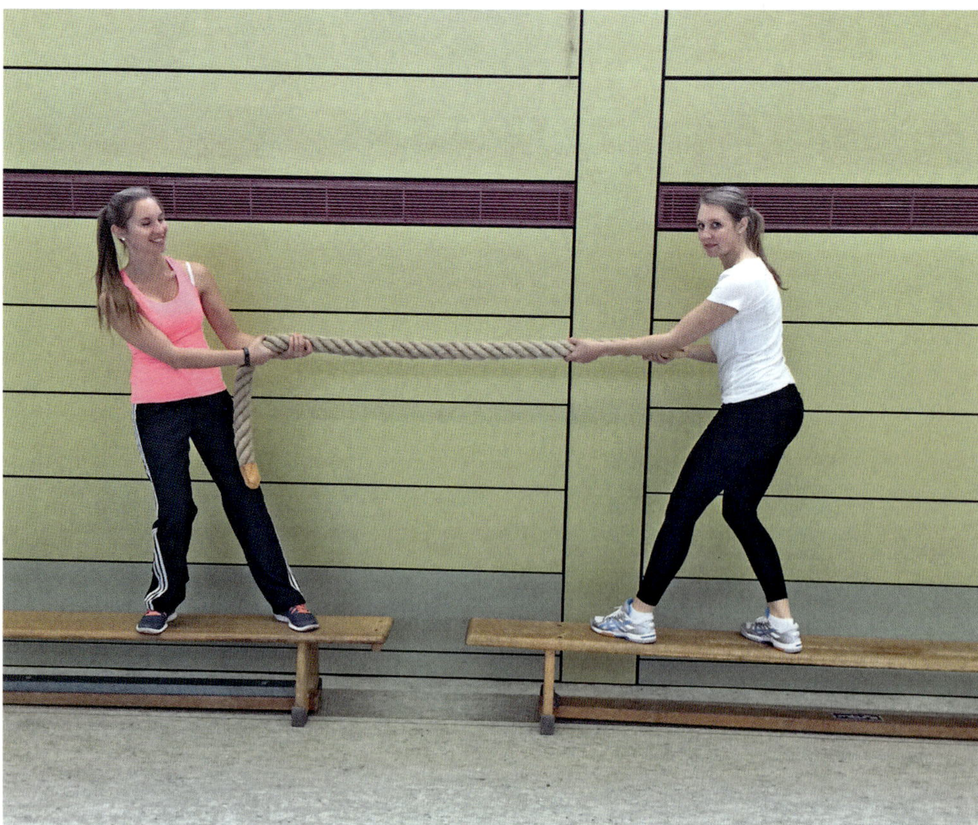

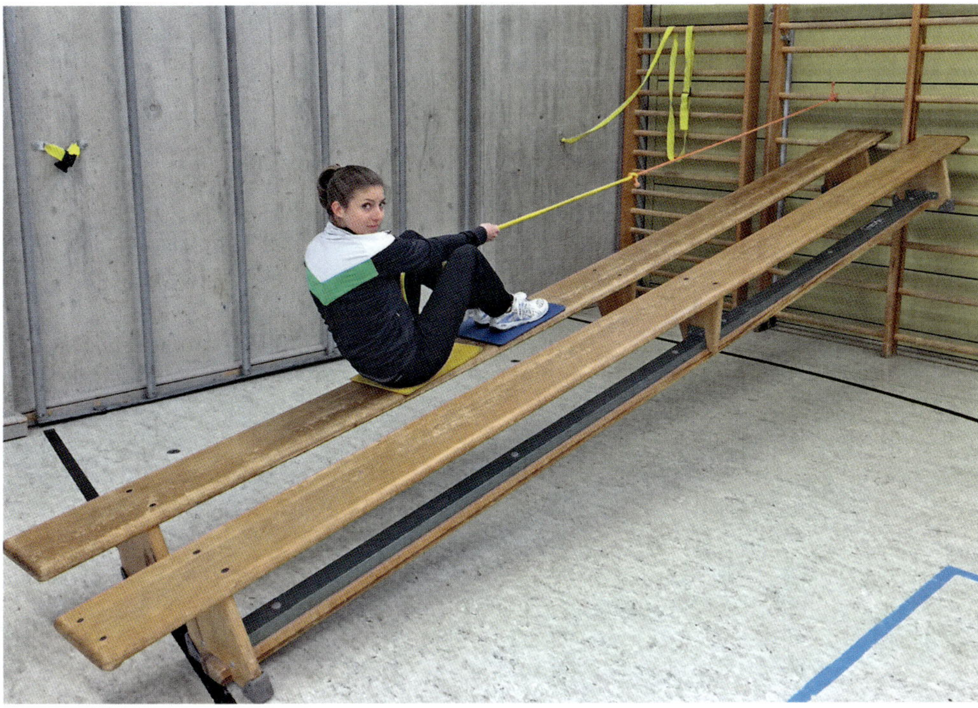

Schlepper fahren

Kennnummer: 3.19

	– eine Teppichfließe – eine Sprossenwand – drei Gymnastikseile – zwei Langbänke
	Zwei Bänke werden nebeneinander in die Sprossenwand eingehängt. Oben an der Sprossenwand werden mehrere aneinandergeknotete Gymnastikseile befestigt.
	Die Lernenden sitzen auf der Teppichfließe und ziehen sich an den Seilen nach oben. Anschließend rutschen sie auf der anderen Langbank hinab.
	– jeder Lernende bekommt zwei Teppichfließen – auf der anderen Sprossenwandseite hinuntergleiten – im Hocken/Stehen Schlepper fahren
	abwechselnd/nacheinander
	schwer
	Ausdauer

Korbleger

Kennnummer: 3.20

	– ein Reck – mehrere verschiedene Bälle – eine Weichbodenmatte – ein Turnkasten oder ein Ballkorb
	Eine Weichbodenmatte wird unter ein Reck gelegt. Auf der einen Seite der Weichbodenmatte sind mehrere Bälle platziert. Auf der anderen Mattenseite wird ein Turnkasten mit umgedrehtem Kastendeckel oder ein Ballkorb aufgestellt.
	Der Lernende greift mit den Füßen einen Ball, pendelt hin und her und versucht den Ball in den Kastendeckel/Ballkorb zu legen.
	Höhe des Turnkastens/der Reckstange variieren.
	abwechselnd/nacheinander
	schwer
	Koordination

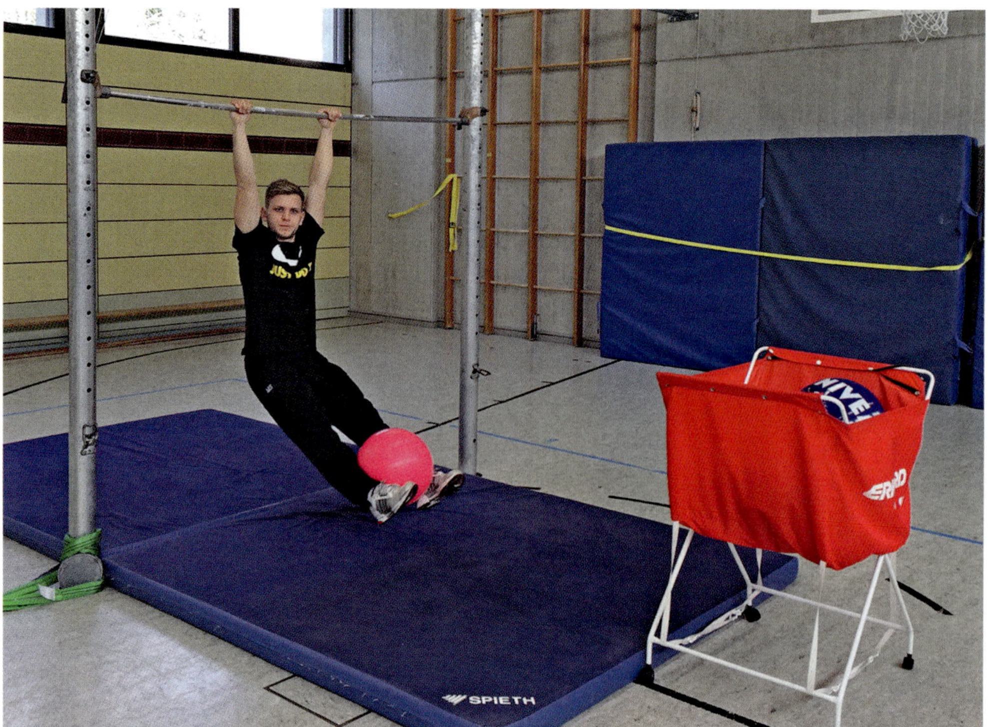

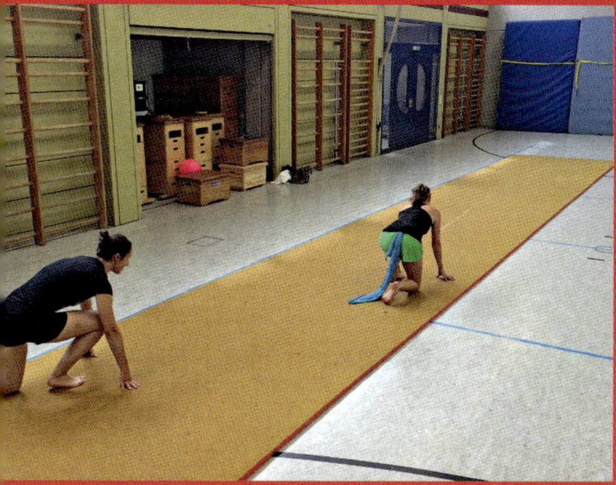

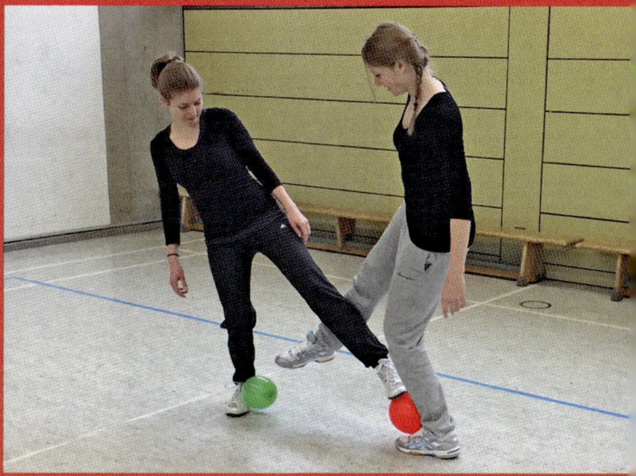

8 Übungen zum Thema Schnelligkeit

(Kennnummer 4.1 bis 4.20)

Hohmann et al. (2007, S. 86) definieren Schnelligkeit allgemein als „die Fähigkeit, unter ermüdungsfreien Bedingungen in maximal kurzer Zeit motorisch zu reagieren und oder zu agieren“. Für die Bewegungsarrangements in diesem Kapitel beinhaltet dies konkret die Dimensionen der Reaktionsschnelligkeit, als Fähigkeit auf einen Reiz in kürzester Zeit zu reagieren, der Frequenzschnelligkeit, als Fähigkeit wiederholende gleiche Bewegungen mit höchster Geschwindigkeit gegen geringe Widerstände auszuführen, sowie der Aktionsschnelligkeit, als Fähigkeit einmalige Bewegungen mit höchster Geschwindigkeit gegen geringe Widerstände auszuführen.

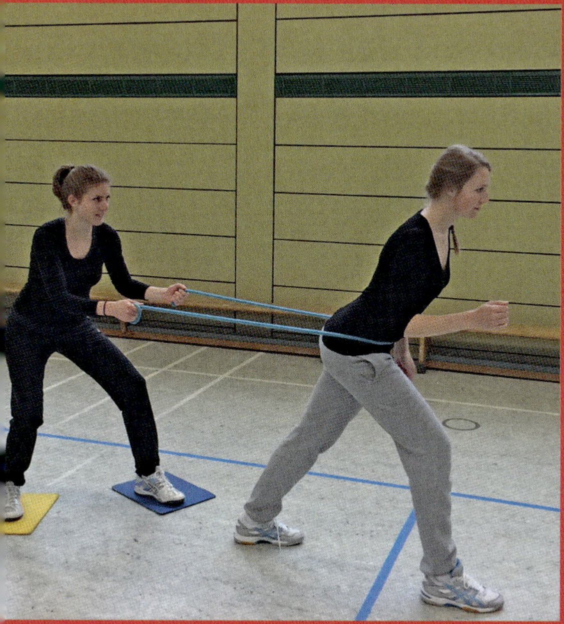

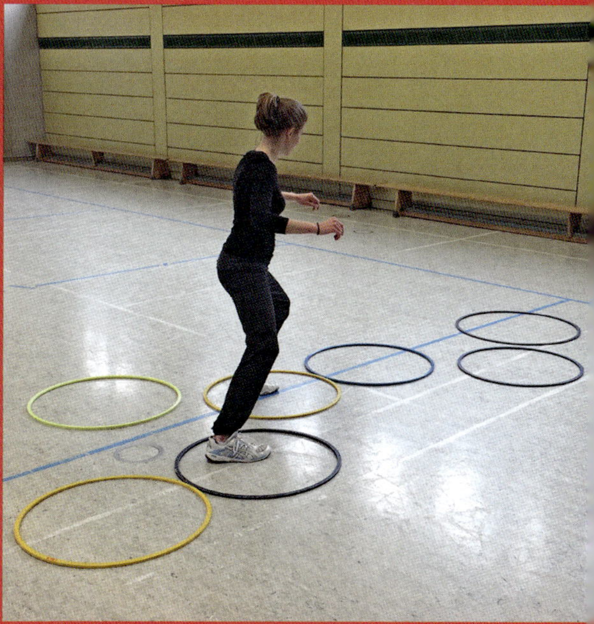

Bürosprint

Kennnummer: 4.1

ein Bürostuhl (drehbar mit Rollen)
Im Abstand von etwa 10 Metern werden eine Ziel- und eine Startlinie mit Wendemalen markiert. Der Lernende sitzt auf dem Bürostuhl an der Startlinie.
Der Lernende versucht nun – auf dem Bürostuhl sitzend – durch permanentes Anschieben um das Wendemal der Ziellinie und wieder zurück an die Startlinie zu rollern. Um die Geschwindigkeit besser kontrollieren zu können, muss ggf. darauf hingewiesen werden, dass beim Anschieben immer mindestens ein Fuß Bodenkontakt hält.
– rückwärts laufen – Rückenlehne nach vorne drehen
abwechselnd/nacheinander
leicht
– Koordination – Kraft

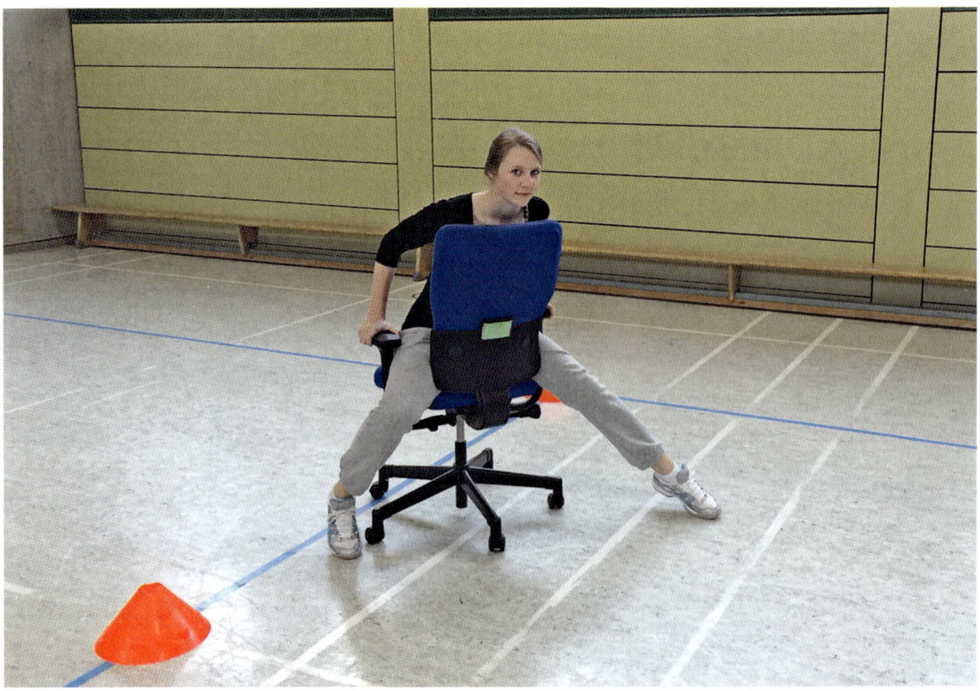

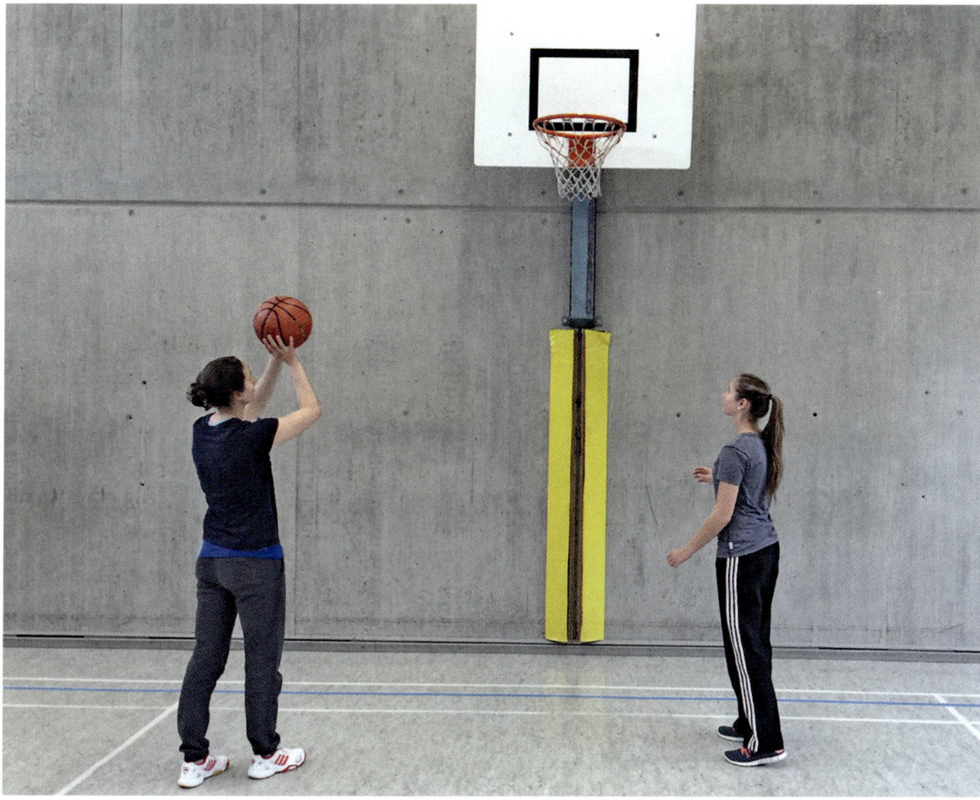

Rebounding

Kennnummer: 4.2

	– ein Ball – ein Basketballkorb
	Zwei Lernende verteilen sich unter dem Basketballkorb. Ein Lernender hat einen Ball.
	Ein Lernender wirft den Ball gegen das Brett, während der andere versucht den Rebound zu bekommen, bevor der Ball den Boden berührt. Danach wechseln die Aufgaben.
	unterschiedliche Ballarten verwenden
	gemeinsam
	leicht
	Koordination

Speedcourt

Kennnummer: 4.3

vier Markierungshütchen (alternativ Markierungsplätchen) unterschiedlicher Farbe
Aus vier Markierungshütchen wird ein Quadrat der Größe 3x3 Meter aufgestellt. Der eine Lernende positioniert sich an ein Markierungshütchen seiner Wahl, während sich der andere außerhalb des Quadrats befindet.
Der Lernende am Markierungshütchen versucht so schnell wie möglich die einzelnen Markierungshütchen anzusprinten und zwar nach der Farbenfolge, die ihm vom Partner zugerufen wird.
– Größe des Quadrats variieren – statt eines Vier- ein Fünf- bzw. Sechseck konstruieren
abwechselnd/nacheinander
leicht
Koordination

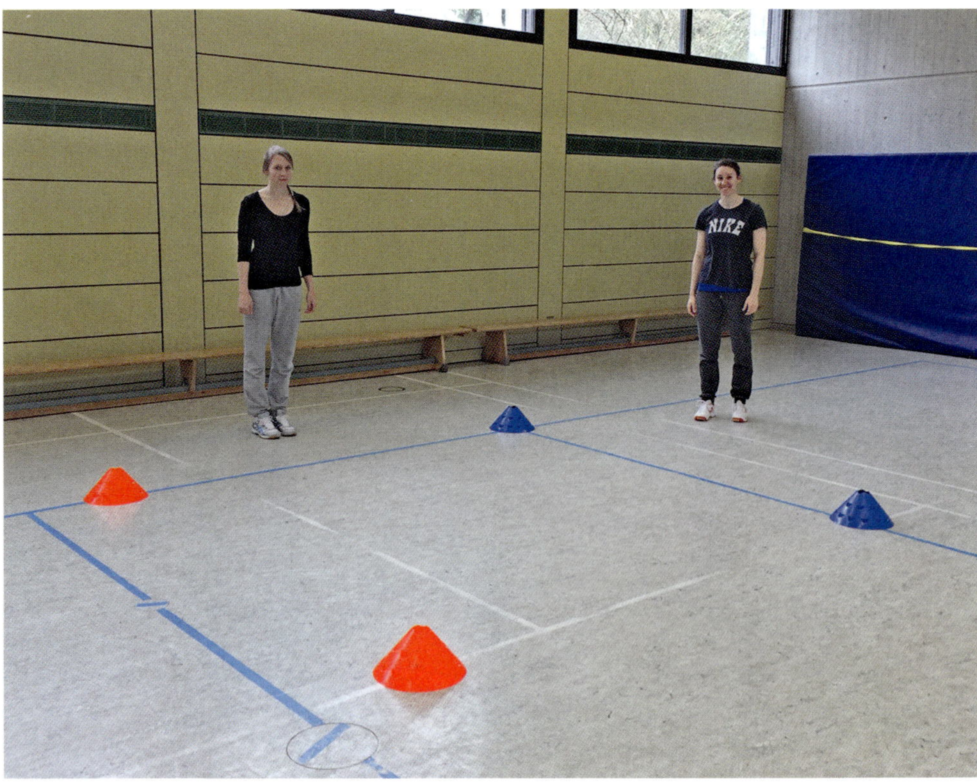

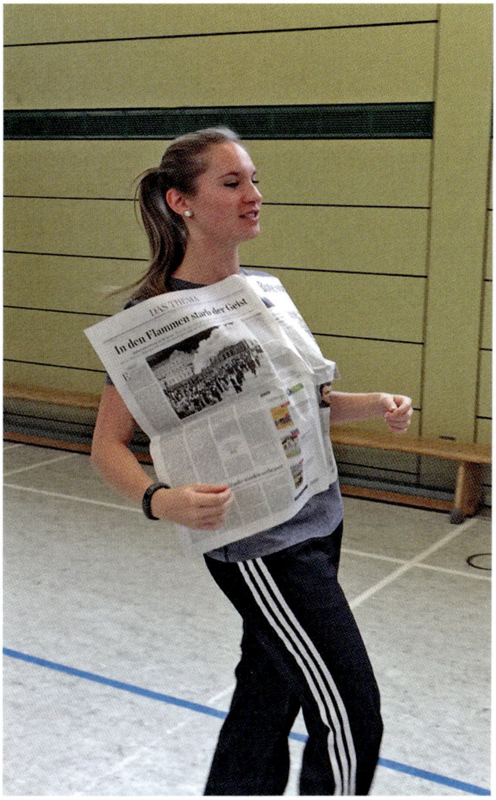

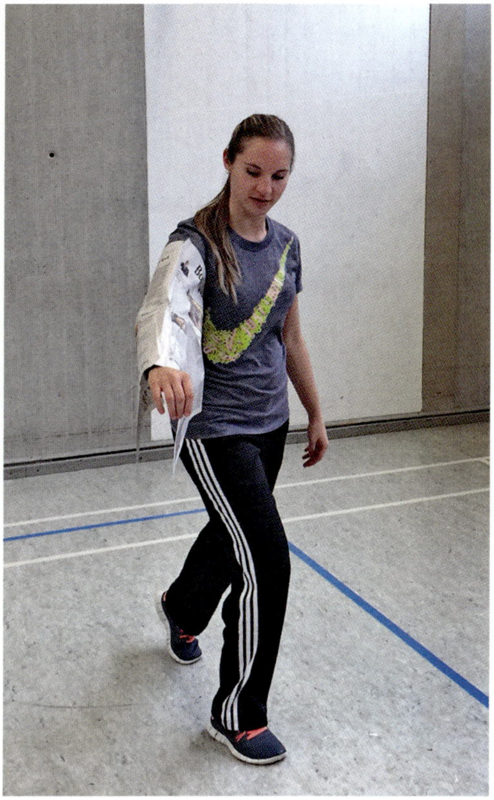

Zeitungslauf

Kennnummer: 4.4

	eine Zeitung
	Der Lernende hat ein gefaltetes Zeitungsblatt in der Hand
	Welche Möglichkeiten bieten sich den Lernenden, das Zeitungsblatt mit verschiedenen Körperteilen über eine bestimmte Wegstrecke zu transportieren (beispielsweise auf der Brust oder dem Oberschenkel)?
	verschiedene Transportmöglichkeiten herausfinden
	abwechselnd/nacheinander
	mittel
	Koordination

Teppichfließenrutschen

Kennnummer: 4.5

	eine Teppichfließe
	Es wird eine Start- und Ziellinie festgelegt. Ein Lernender steht an der Startlinie. Vor ihm liegt eine Teppichfließe auf dem Boden.
	Der Lernende versucht mit Anlauf auf die Teppichfließe zu springen und soweit wie möglich nach vorne zu gleiten. Wie viele Versuche braucht er, um die Ziellinie zu überqueren?
	- die Distanz zwischen Start- und Ziellinie variieren - auf zwei Teppichfließen gleiten
	abwechselnd/nacheinander
	leicht
	Koordination

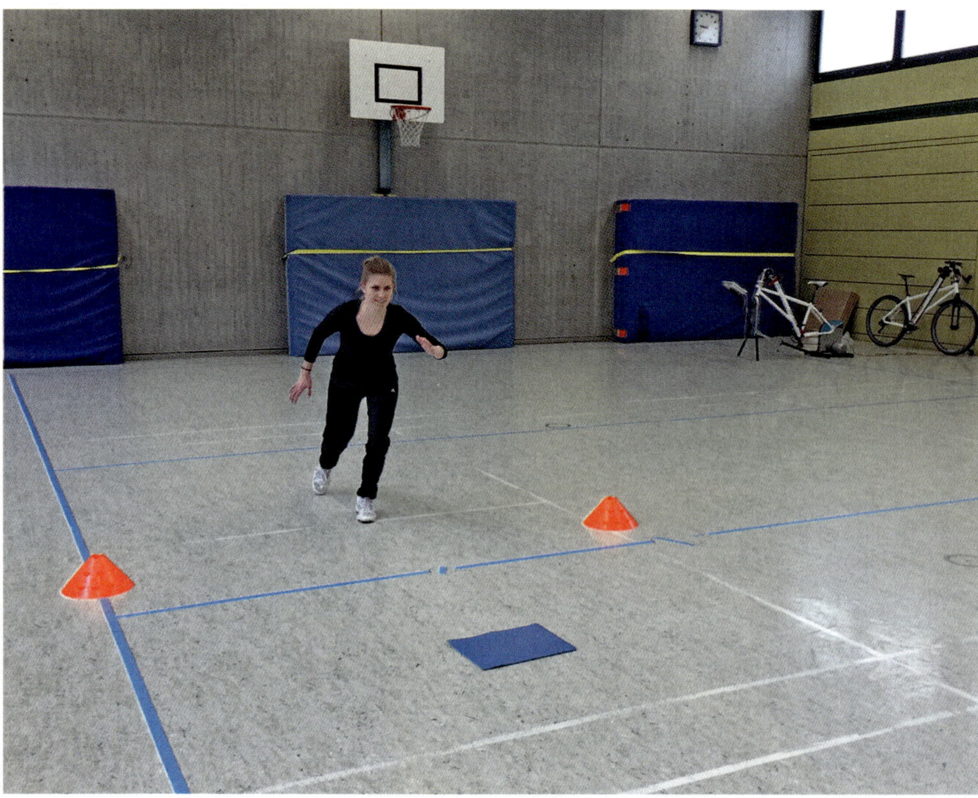

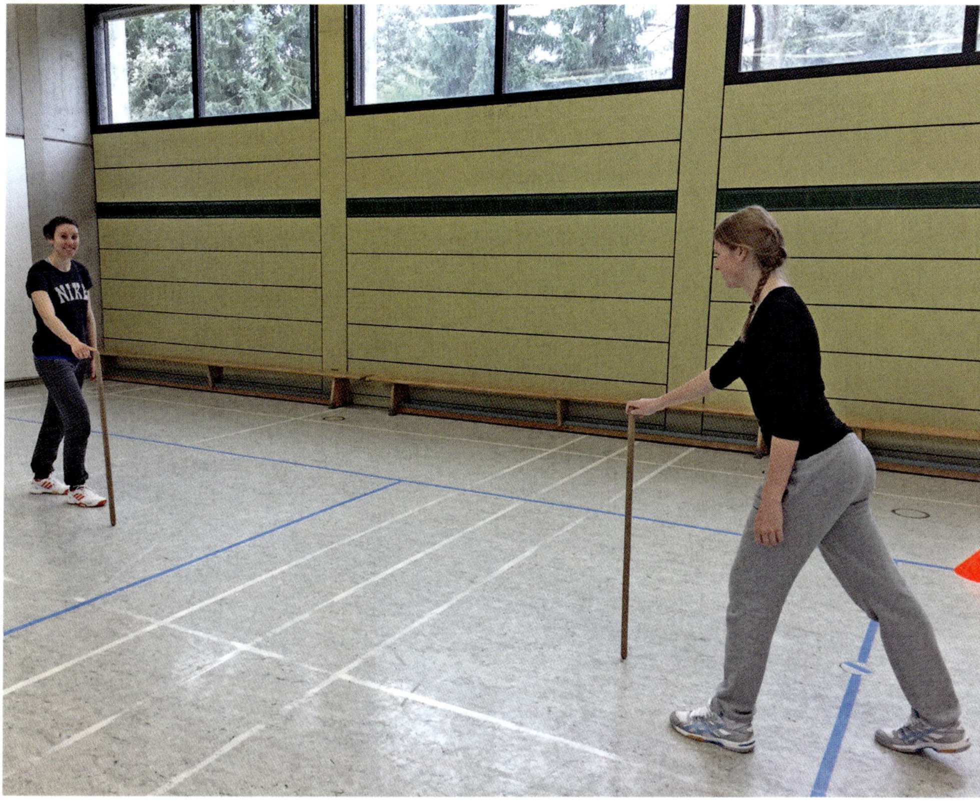

Stabwechsel

Kennnummer: 4.6

	zwei Gymnastikstäbe
	Beide Lernenden stehen sich im Abstand von etwa drei Metern mit jeweils einem Gymnastikstab in der Hand gegenüber. Beide stellen ihren Stab senkrecht auf den Boden.
	Auf Kommando lassen beide den Stab los und sprinten zum Stab des Partners, um ihn aufzufangen, bevor er zu Boden fällt.
	Distanz zueinander variieren
	gemeinsam
	mittel
	Koordination

Achtung, das Seil kommt!

Kennnummer: 4.7

	ein Gymnastikseil
	Der Partner hat ein Gymnastikseil in der Hand.
	Während der Partner das Gymnastikseil parallel zum Boden schwingt, versucht der Lernende darüber zu springen bzw. unter diesem hindurch zu tauchen, ohne das Seil zu berühren.
	keine
	abwechselnd/nacheinander
	leicht
	Koordination

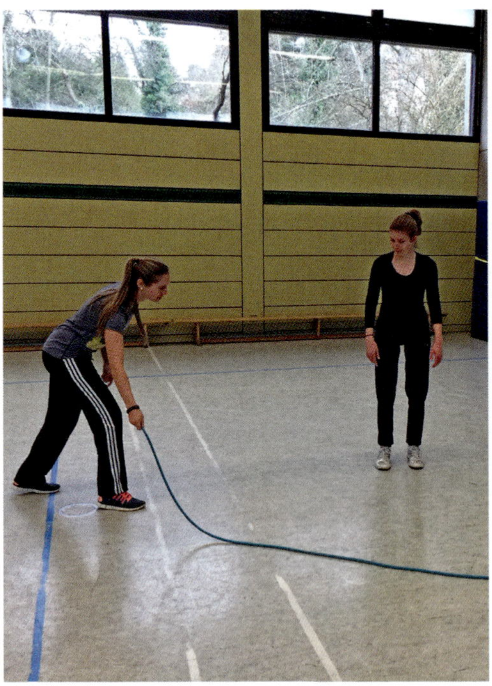

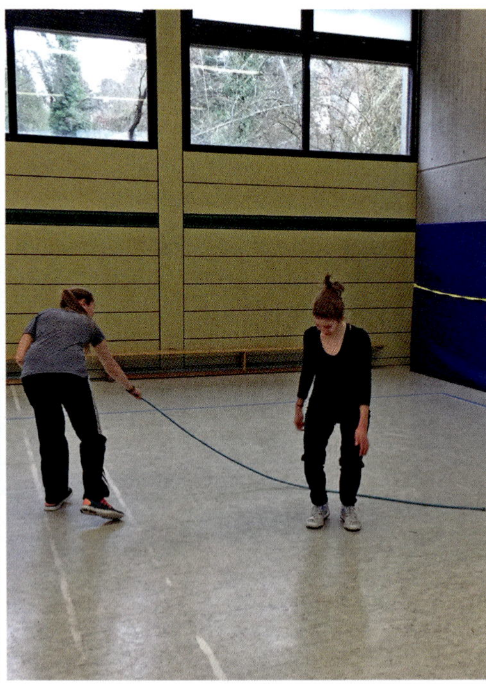

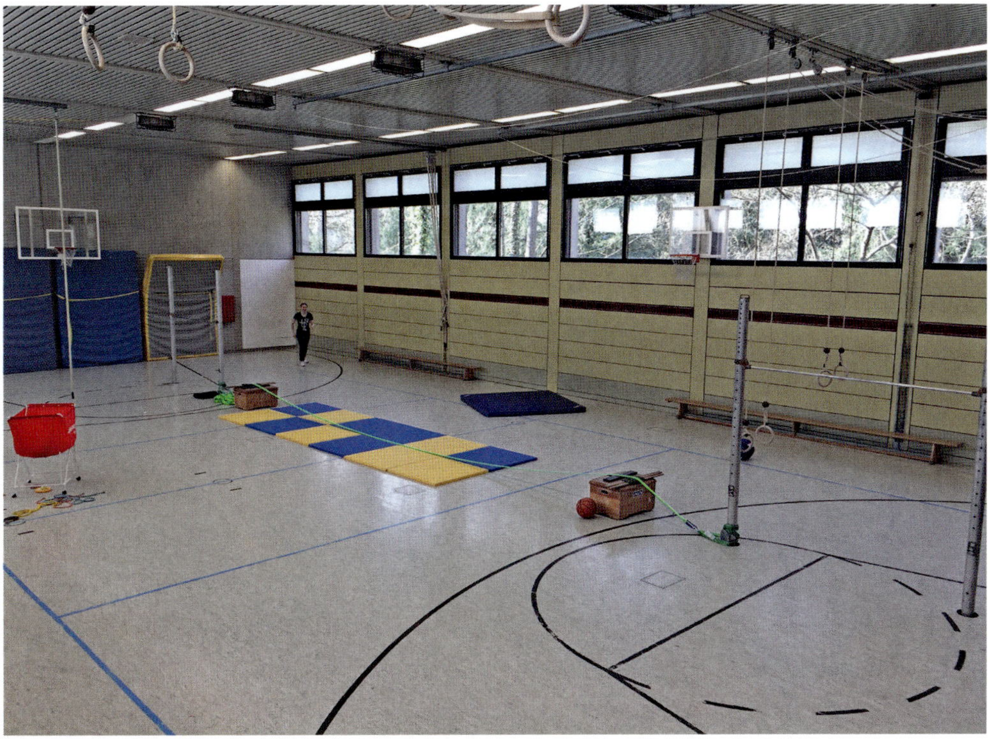

Fahrtspiel Kennnummer: 4.8

	Ohne eigene Materialien. Die Station wird in den Zirkel eingebettet. Die anderen Stationen dienen als Laufhindernisse.
	Es wird ein Startpunkt fixiert, der gleichzeitig als Ziel dient.
	Wie schnell und geschickt gelingt es dem Lernenden, sämtliche Stationen des Parcours zu umrunden, ohne dabei den Ablauf an den anderen Stationen zu stören?
	Lauf- und Sprungvariationen einbauen
	abwechselnd/nacheinander
	leicht
	Koordination

Luftballonfangen

Kennnummer: 4.9

zwei Luftballons
Beide Lernenden bekommen einen Luftballon an das rechte bzw. linke Fußgelenk gebunden.
Die Lernenden laufen in einem begrenzten Raum umher und versuchen den Luftballons des anderen zu zertreten.
- ohne Raumbegrenzung - mit zwei Luftballons erweitern (jeder Lernende bekommt sowohl an das linke als auch an das rechte Fußgelenk einen Luftballon gebunden)
gemeinsam
leicht
Koordination

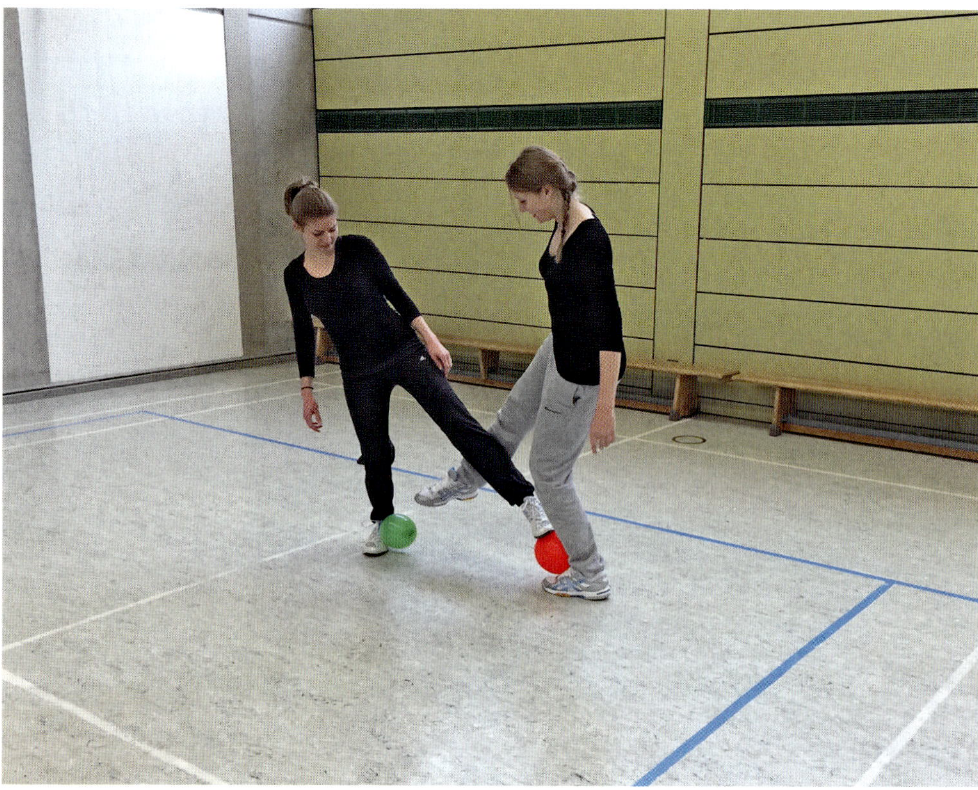

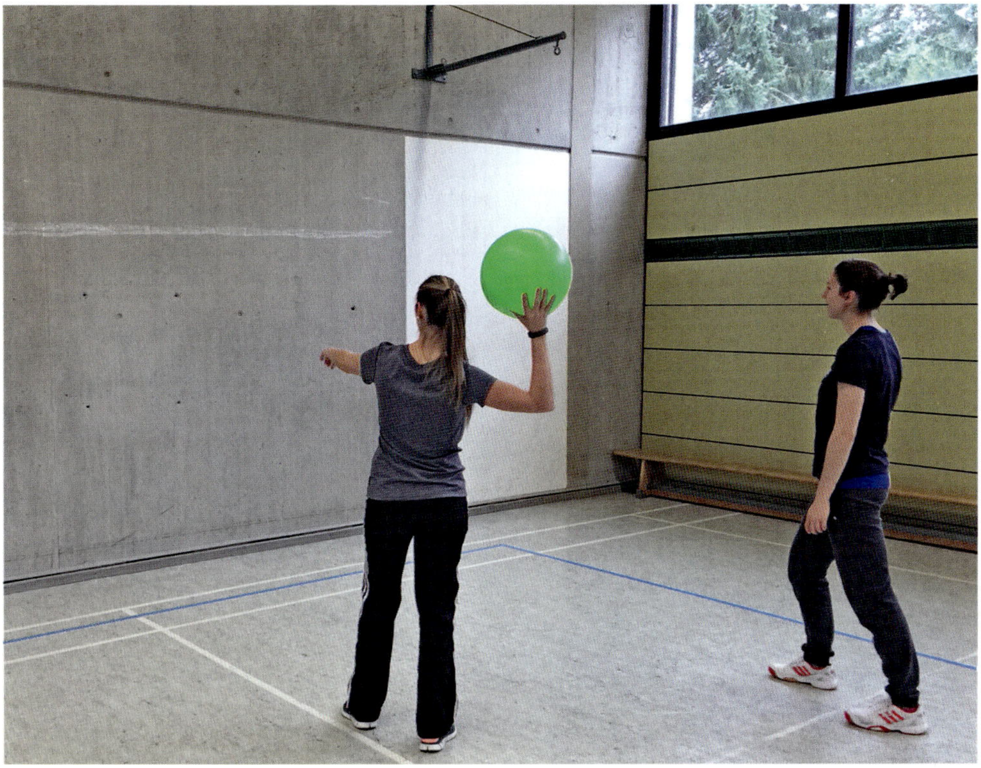

Squash

Kennnummer: 4.10

	ein Ball
	Beide Lernenden stehen in einem markierten Spielfeld vor einer Wand. An der Wand wird eine Linie mit Kreide gezeichnet, über die der Ball gespielt werden muss.
	Ziel ist es, den Ball nacheinander so gegen die Wand zu spielen, dass der ins Feld zurückspringende Ball vom Partner nicht gefangen werden kann.
	– Feldgröße variieren – Ballarten variieren. Dabei empfiehlt es sich im Einzelfall mit beiden Händen zu werfen.
	gemeinsam
	mittel
	Koordination

Pferderennen

Kennnummer: 4.11

	– ein Theraband (alternativ ein Seil) – eine Teppichfließe
	Ein Lernender bekommt ein Theraband um seine Hüften gelegt, welches sein Partner auf der Teppichfließe stehend in den Händen hält.
	Während der Lernende seinen Partner so schnell wie möglich hinter sich herzieht, versucht sein Partner verschiedene Stellungen auf der Teppichfließe zu entwickeln, beispielsweise im Stehen, Sitzen oder in Hockstellung.
	auf zwei Teppichfließen gleiten
	gemeinsam
	mittel
	Koordination

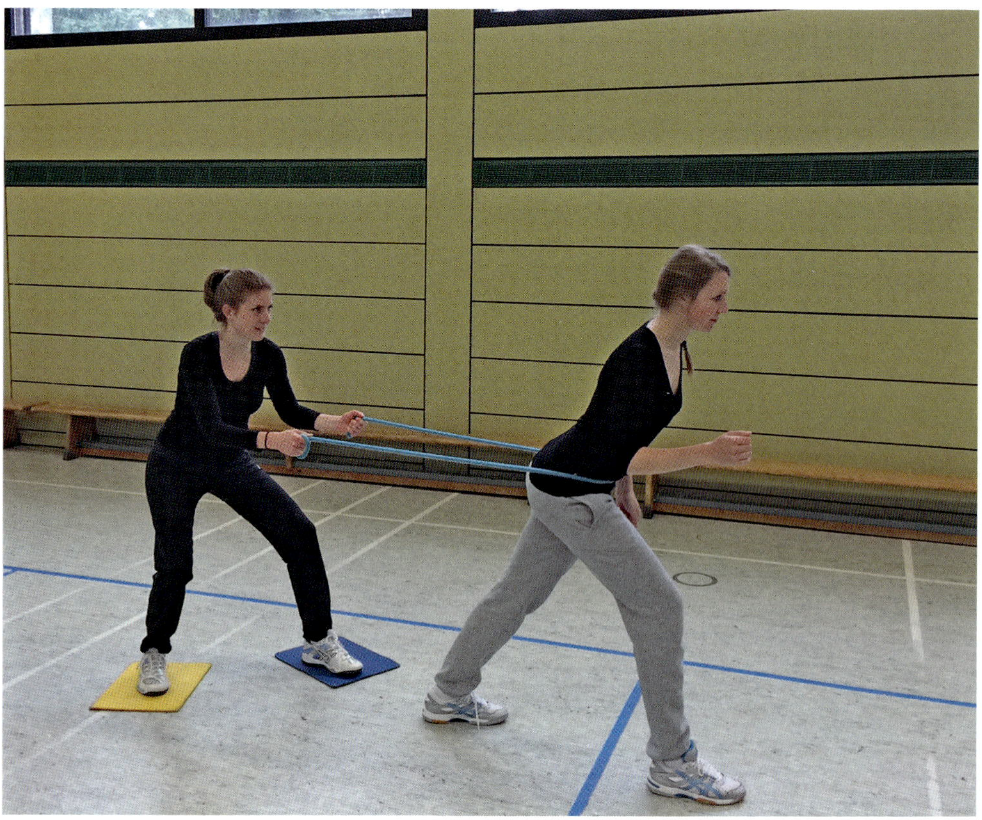

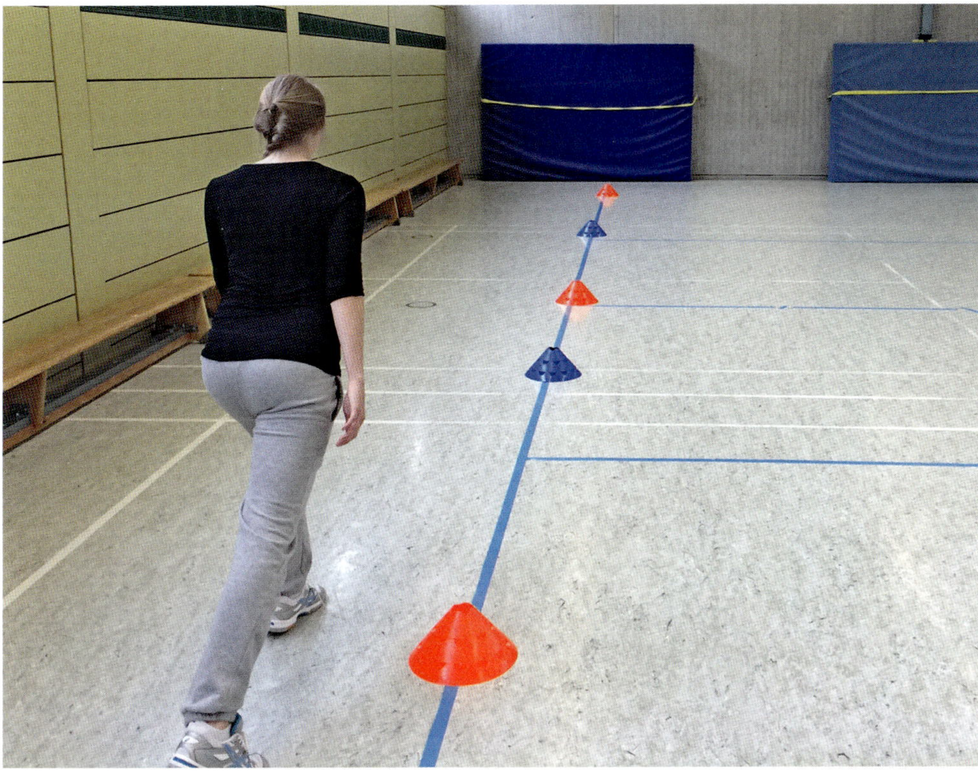

Vorwärts oder rückwärts

Kennnummer: 4.12

	Markierungshütchen mit zwei unterschiedlichen Farben
	Auf einer bestimmten Länge werden in unterschiedlichen Abständen Markierungshütchen aufgestellt.
	Der Lernende sprintet diese Strecke ab. Die farblich gekennzeichneten Markierungshütchen zeigen ihm dabei, ob er vorwärts bzw. rückwärts sprinten soll.
	– Anzahl der Markierungshütchen variieren – seitliches Sprinten einbauen (zusätzliches Markierungshütchen farblich kennzeichnen)
	abwechselnd/nacheinander
	leicht
	Koordination

Geschwindigkeitsparcours

Kennnummer: 4.13

	– mehrere Weichbodenmatten – mehrere Turnmatten – mehrere Bananenkisten – mehrere Medizinbälle
	Aus mehreren Weichbodenmatten, Turnmatten, Bananenkisten und Medizinbällen wird ein Geschwindigkeitsparcours konstruiert.
	Welche Möglichkeiten fallen den Lernenden ein, den Parcours so schnell wie möglich zu durchlaufen?
	Umgestaltung/Erweiterung des Parcours
	abwechselnd/nacheinander
	mittel
	Koordination

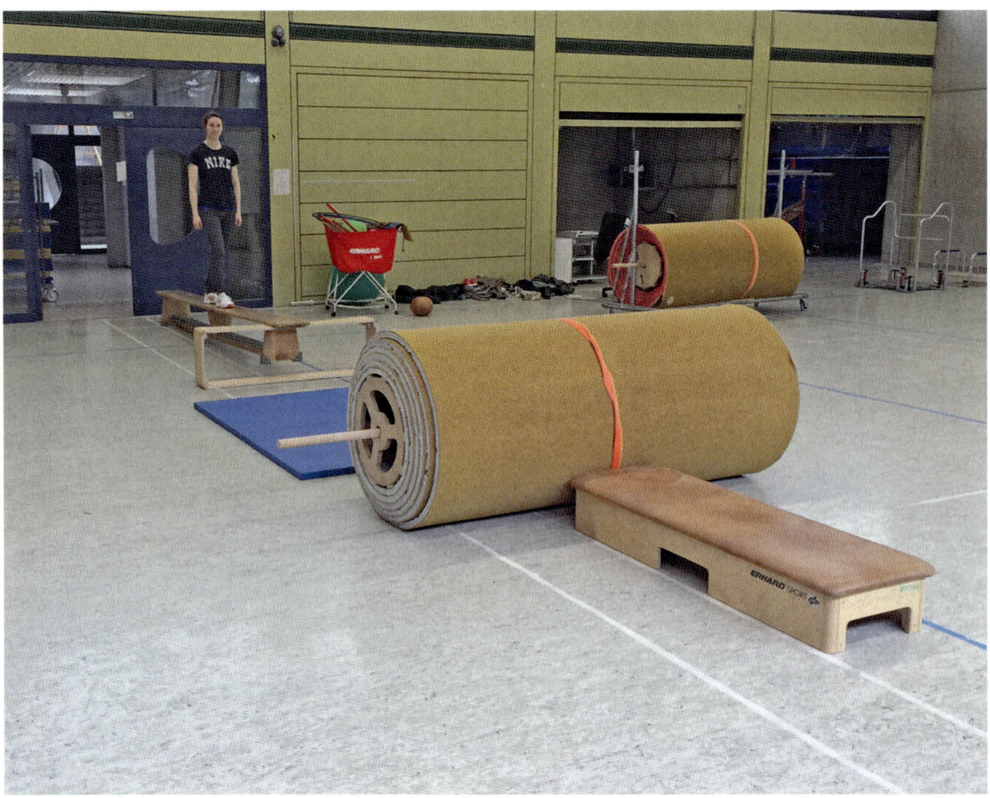

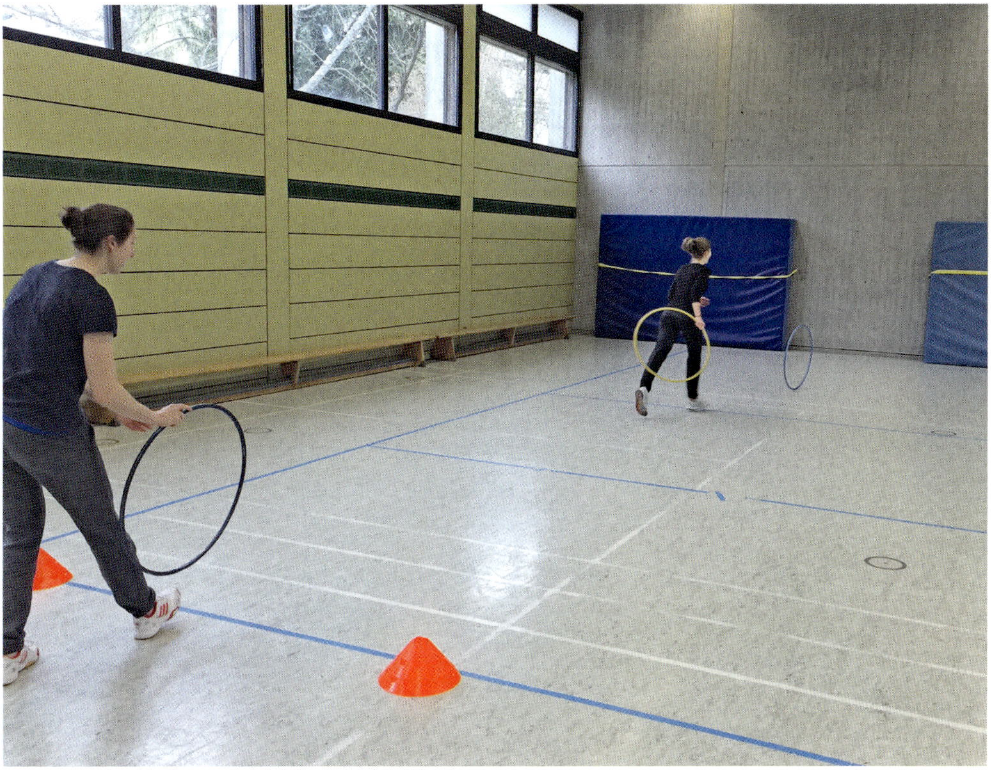

Reifenchaos

Kennnummer: 4.14

	mehrere Gymnastikreifen
	Der Partner ist im Besitz mehrerer Gymnastikreifen
	Während der Partner mehrere Gymnastikreifen nacheinander zum Rollen bringt, hat der Lernende die Aufgabe, diese aufzuhalten, bevor die Reifen einen Gegenstand oder eine Wand berühren.
	– Anzahl der Gymnastikreifen variieren – die Reifen nur mit einem Körperteil aufhalten, beispielsweise nur mit dem rechten Fuß
	abwechselnd/nacheinander
	mittel
	Ausdauer

Speedline

Kennnummer: 4.15

	ein Ball
	Ein Lernender positioniert sich am Anfang einer Hallenlänge etwa zwei Meter frontal vor eine Wand. Der Partner steht zwei Meter hinter ihm mit einem Ball in der Hand.
	Der Partner sprintet die Hallenlänge ab und spielt unter Berücksichtigung der Drei-Schritt-Regel den Ball an die Wand. Der Lernende versucht, den von der Wand abprallenden Ball zu fangen, bevor dieser den Partner erreicht.
	– unterschiedliche Ballarten verwenden – über die Hallenbreite sprinten – Zwei- bzw. Vier-Schritt-Regel vorgeben – den Ball mit dem Fuß gegen die Wand spielen
	gemeinsam
	schwer
	Koordination

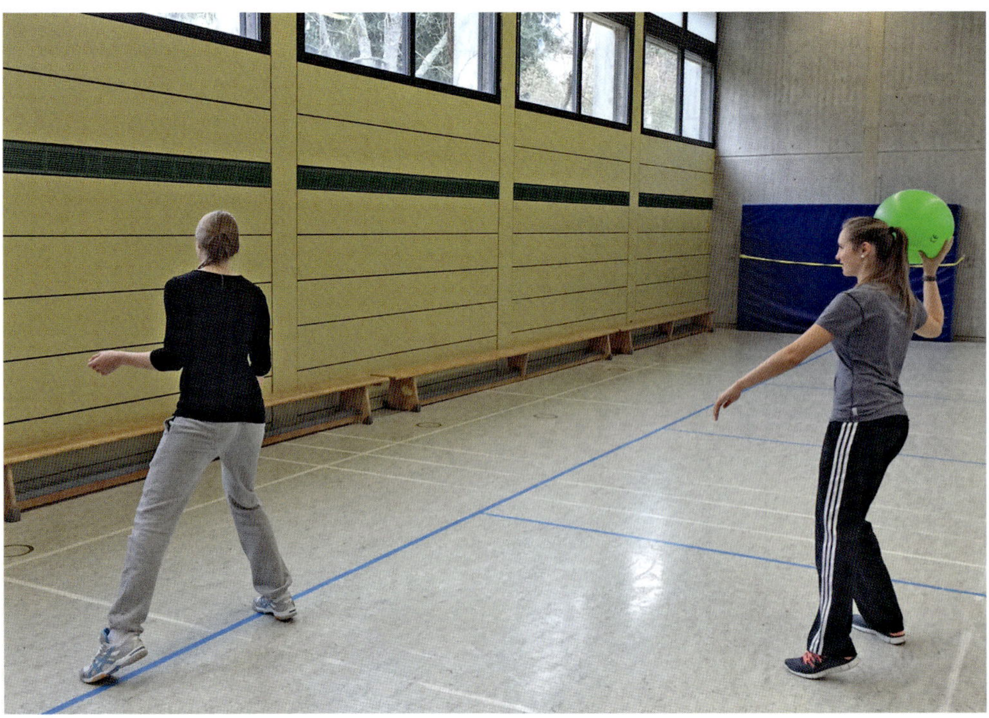

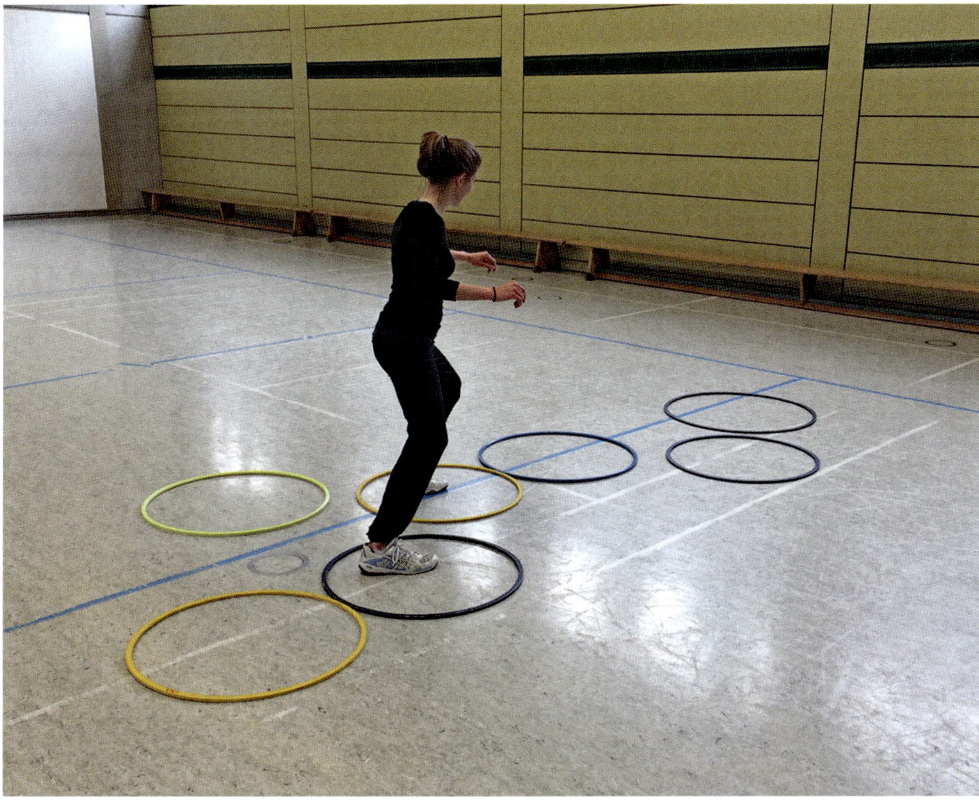

Reifenmix

Kennnummer: 4.16

	mehrere Gymnastikreifen (unterschiedlicher Farbe)
	Der Partner konstruiert mit Gymnastikreifen einen Lauf-/Sprungparcours.
	Der Lernende hat die Aufgabe, den Parcours so schnell wie möglich zu durchlaufen. Dabei entscheidet der Konstrukteur, welche Reifen angelaufen werden sollen und welche nicht.
	Anzahl und Aufbau des Parcours variieren
	abwechselnd/nacheinander
	mittel
	Koordination

Hoch die Wand

Kennnummer: 4.17

	– eine Hallenwand – ein Kreidenstück
	Der Lernende steht etwa 20 Meter mit Kreide in der Hand vor einer Wand.
	Der Lernende sprintet auf die Wand zu und läuft diese soweit es geht nach oben. Die oberste Stelle markiert er mit einem Kreidestrich. Der Partner versucht diese Linie zu überbieten.
	Anlauf variieren
	abwechselnd/nacheinander
	mittel
	Koordination

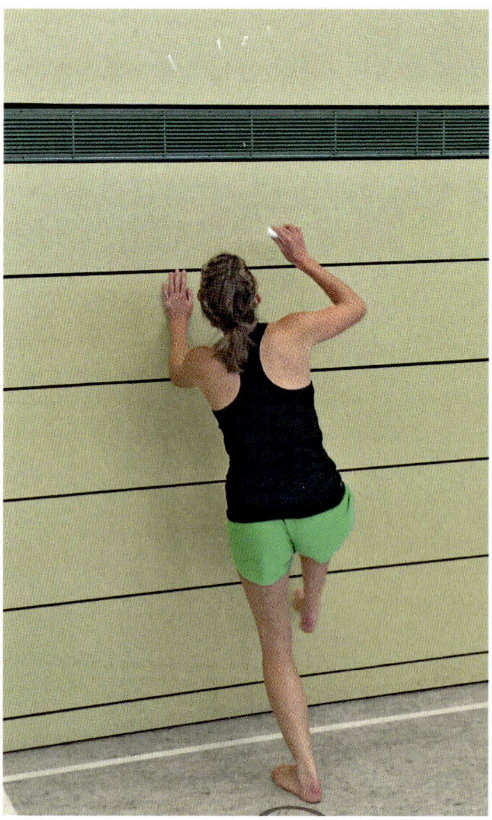

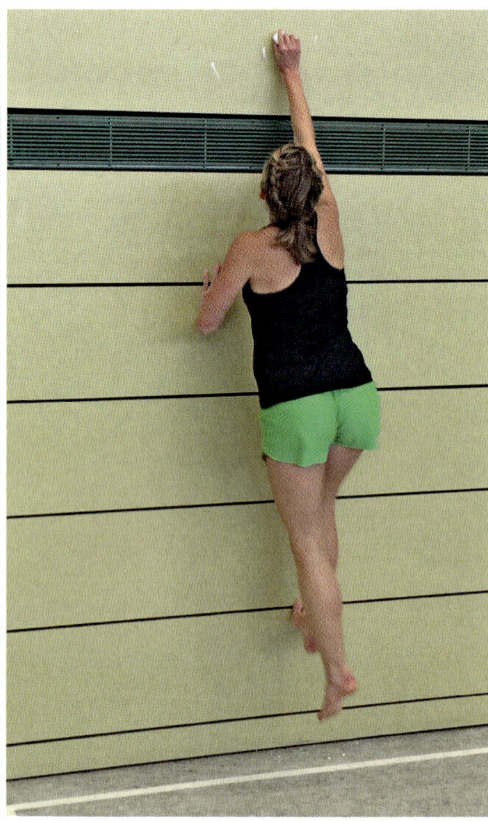

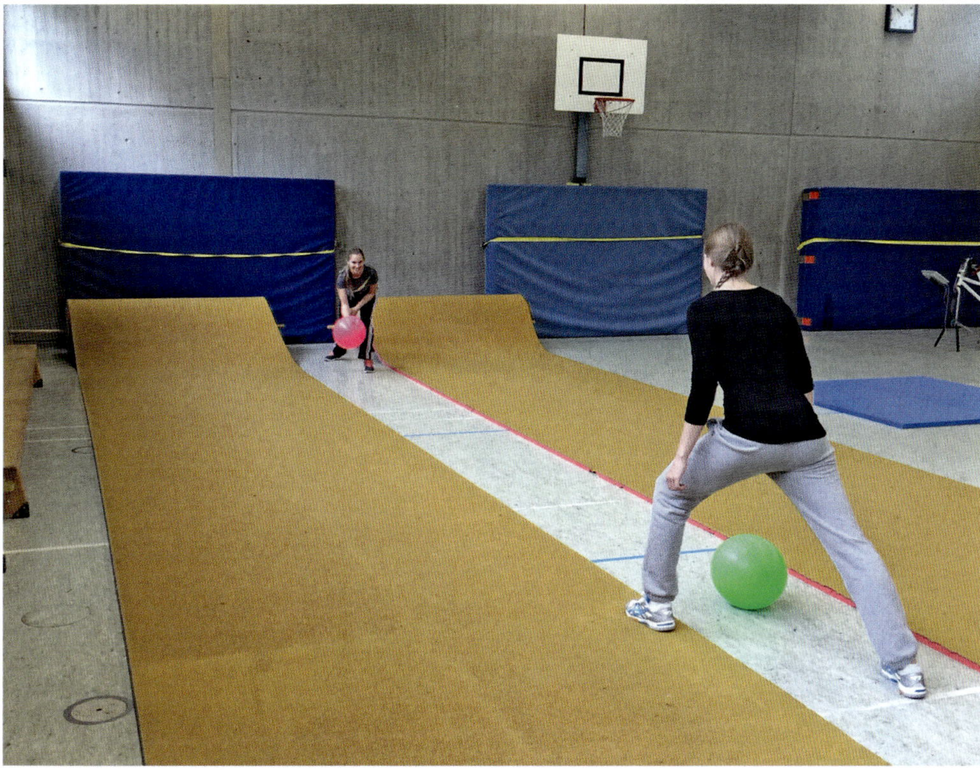

Gegenverkehr

Kennnummer: 4.18

	– mehrere Bälle – zwei Bodenläufer
	Zwei Bodenläufer werden im Abstand von einem Meter nebeneinander ausgelegt. Der Lernende positioniert sich an den Anfang der Gasse, während der Partner mit den Bällen auf der gegenüberliegenden Seite steht.
	Der Lernende sprintet die Gasse entlang und weicht den vom Partner eingerollten Bällen aus. Nach einem Ausweichmanöver kehrt der Lernende sofort wieder in die Gasse zurück.
	– unterschiedliche Ballarten verwenden – Frequenz der einrollenden Bälle variieren
	abwechselnd/nacheinander
	schwer
	Koordination

Im Windkanal

Kennnummer: 4.19

	– sechs Langbänke – mehrere Tischtennisbälle
	Sechs Langbänke bilden eine Gasse mit einem Abstand von etwa zwei Metern. Die Tischtennisbälle werden auf die Bänke verteilt.
	Der Lernende sprintet die Gasse entlang. Wie viele Tischtennisbälle fallen durch den „Windstoß“ auf den Boden?
	– rückwärts entlang sprinten – Anzahl der Tischtennisbälle variieren – die Gasse vergrößern bzw. verkleinern
	abwechselnd/nacheinander
	leicht
	Kraft

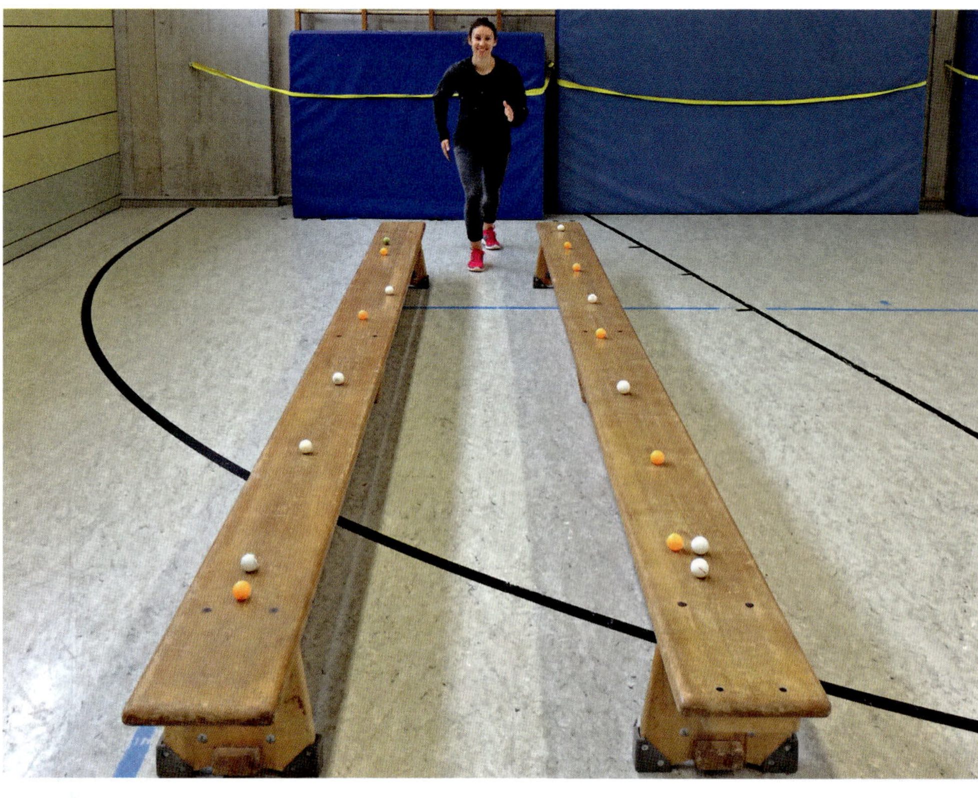

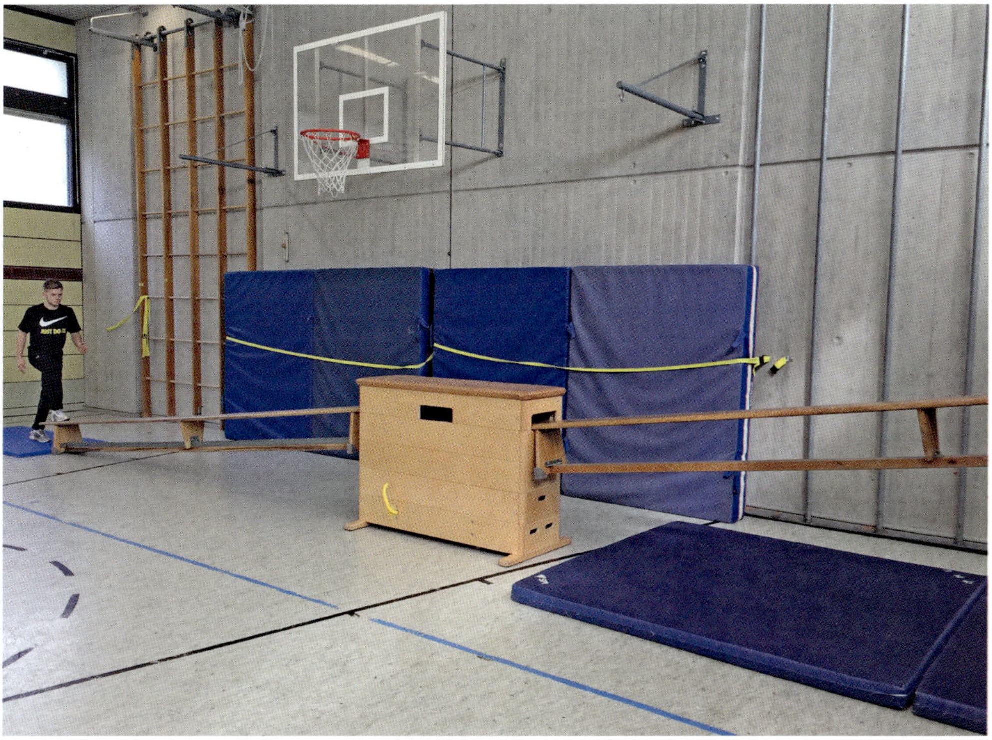

Auf Berg- und Talfahrt

Kennnummer: 4.20

	– drei Langbänke – eine Sprossenwand – ein Turnkasten – eine Weichbodenmatte
	Eine Langbank wird in eine Sprossenwand, die beiden anderen in einen Turnkasten eingehängt. Vor die erste Bank wird eine Weichbodenmatte gelegt.
	Die Lernenden sollen über die Weichbodenmatte sowie die Langbänke laufen und dabei die unterschiedlichen Materialien und Neigungswinkel erfahren lernen.
	– Steigungsniveau der Langbänke variieren – weitere Bodenbeschaffenheiten einbauen
	abwechselnd/nacheinander
	leicht
	Koordination

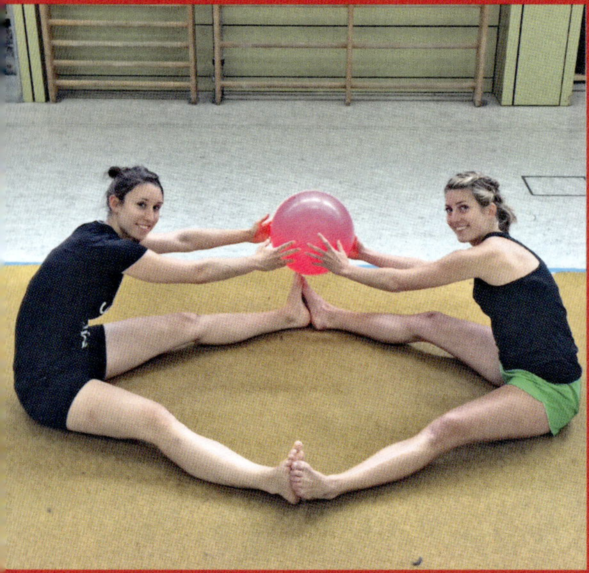

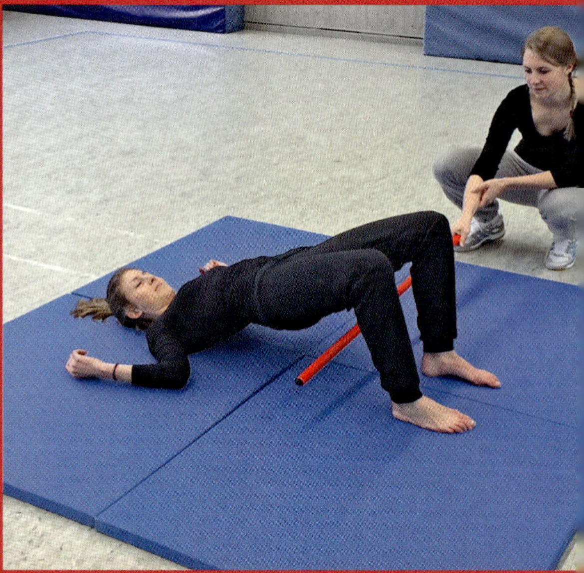

9 Übungen zum Thema Beweglichkeit

(Kennnummer 5.1 bis 5.20)

In den abschließenden 20 Stationen des Buches soll schwerpunktmäßig die Beweglichkeit thematisiert werden. „Die Beweglichkeit wird definiert als die Fähigkeit, Bewegungen mit der erforderlichen Schwingungsweite ausführen zu können" und beinhaltet sowohl die Gelenkigkeit als auch die Dehnfähigkeit (Hohmann et al. 2007, S. 96). Dementsprechend zielen die Bewegungsaufgaben der Beweglichkeitsstationen darauf ab, sowohl die Gelenkbeweglichkeit als auch die Dehnfähigkeit des aktiven Bewegungsapparates zu verbessern.

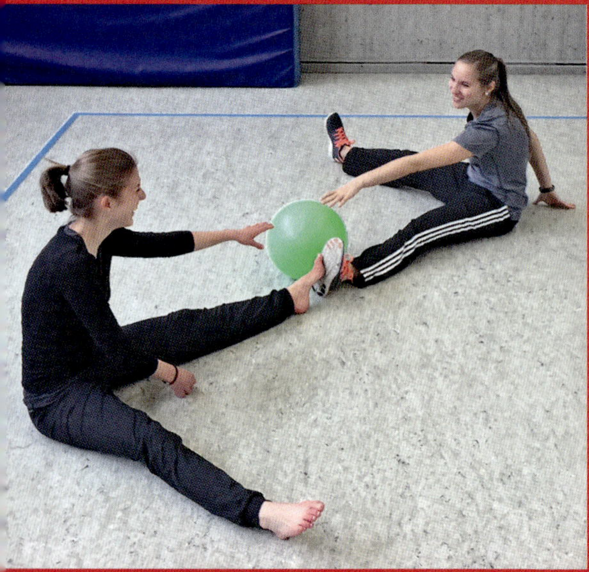

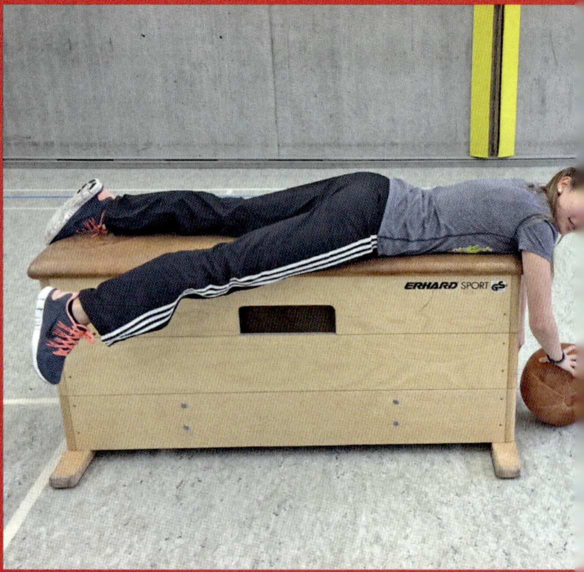

Namenlegen

Kennnummer: 5.1

	mehrere Gymnastikseile
	Vor dem Lernenden liegen genauso viele Seile, wie Buchstaben in seinem Namen sind.
	Nur mit den Füßen versucht der Lernende aus den Gymnastikseilen Buchstabe für Buchstabe seinen Namen auf dem Hallenboden zu legen.
	nur mit dem rechten bzw. linken Fuß Buchstaben legen
	abwechselnd/nacheinander
	mittel
	– Koordination – Kraft

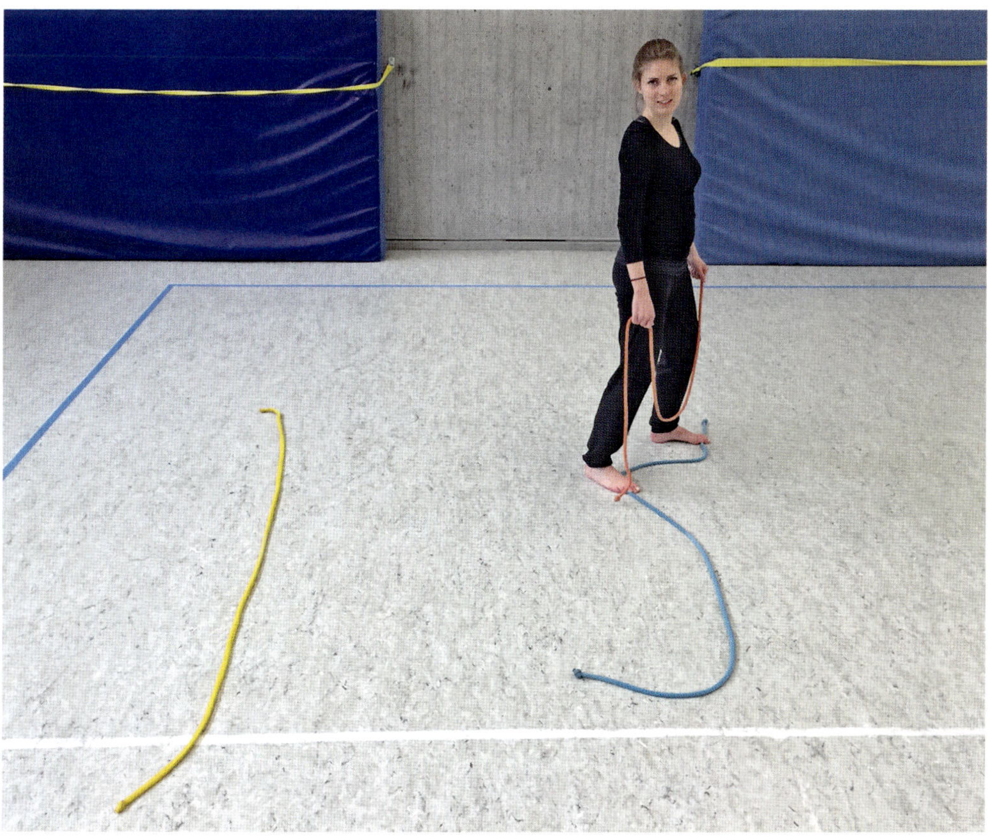

Pezziballrollen

Kennnummer: 5.2

	zwei Pezzibälle
	Zwei Pezzibälle werden hintereinander gelegt.
	Der Lernende legt sich bauchlings auf beide Pezzibälle und versucht durch Vorschieben der Bälle eine bestimmte Distanz zurückzulegen.
	die Distanz rücklings zurücklegen
	abwechselnd/nacheinander
	schwer
	– Koordination – Kraft

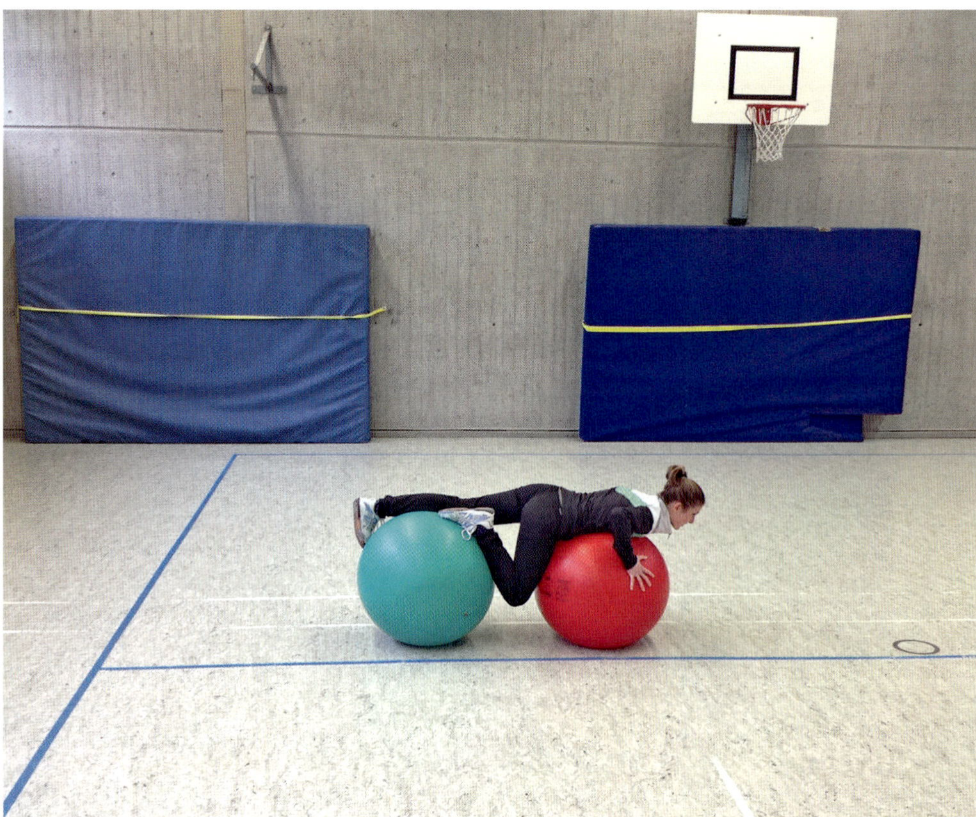

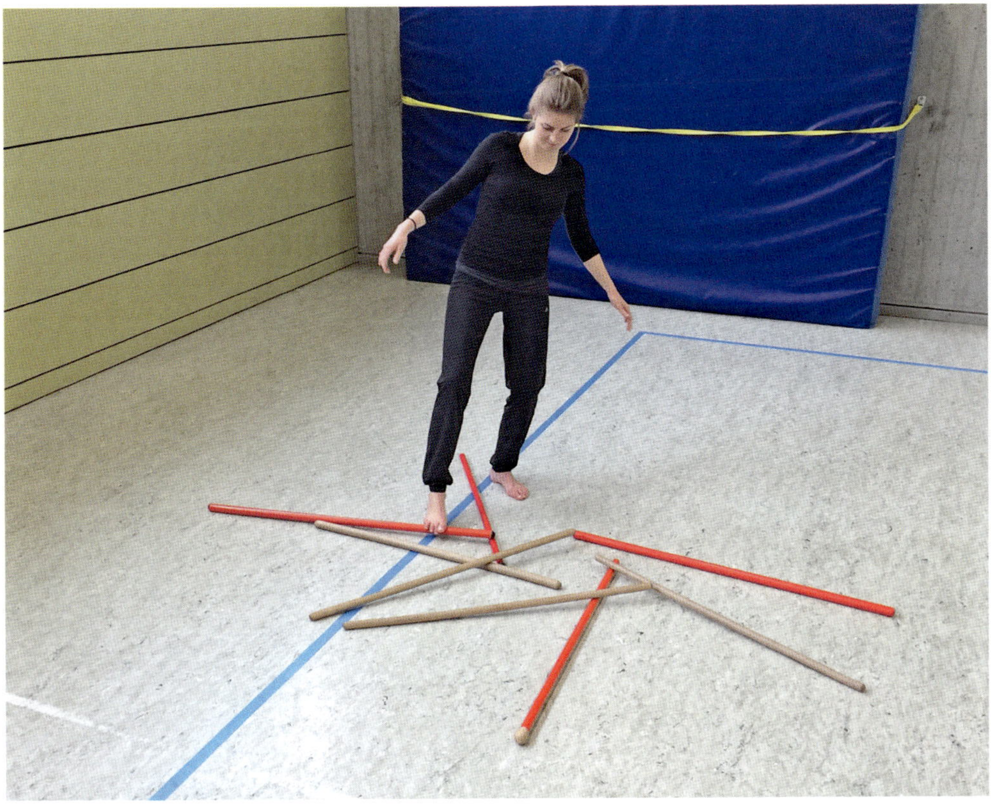

Mikado

Kennnummer: 5.3

	mehrere Gymnastikstäbe
	In Anlehnung an das Spiel Mikado werden mehrere Gymnastikstäbe zusammengefasst, auf den Boden gestellt und dann los gelassen. Beide Lernende sind bei dieser Aufgabe barfuß.
	Die Lernenden versuchen abwechselnd nur mit den Füßen die einzelnen Gymnastikstäbe von den anderen zu entwirren, ohne dabei diese zum Wackeln zu bringen.
	Anzahl der Gymnastikstäbe variieren
	gemeinsam
	schwer
	Koordination

Heißer Stab

Kennnummer: 5.4

ein Gymnastikstab	
Der Lernende befindet sich in Rückenlage auf dem Boden. Sein Partner steht mit dem Gymnastikstab in der Hand neben ihm.	
Der Partner geht nun seitlich am Lernenden vorbei und führt den Gymnastikstab über dem Boden unter dem Körper des Lernenden durch. Dieser muss nacheinander Beine, Rumpf und Kopf heben, damit der Stab durchgezogen werden kann.	
– Bauchlage – Arme und Beine angelegt bzw. ausgestreckt	
abwechselnd/nacheinander	
mittel	
Koordination	

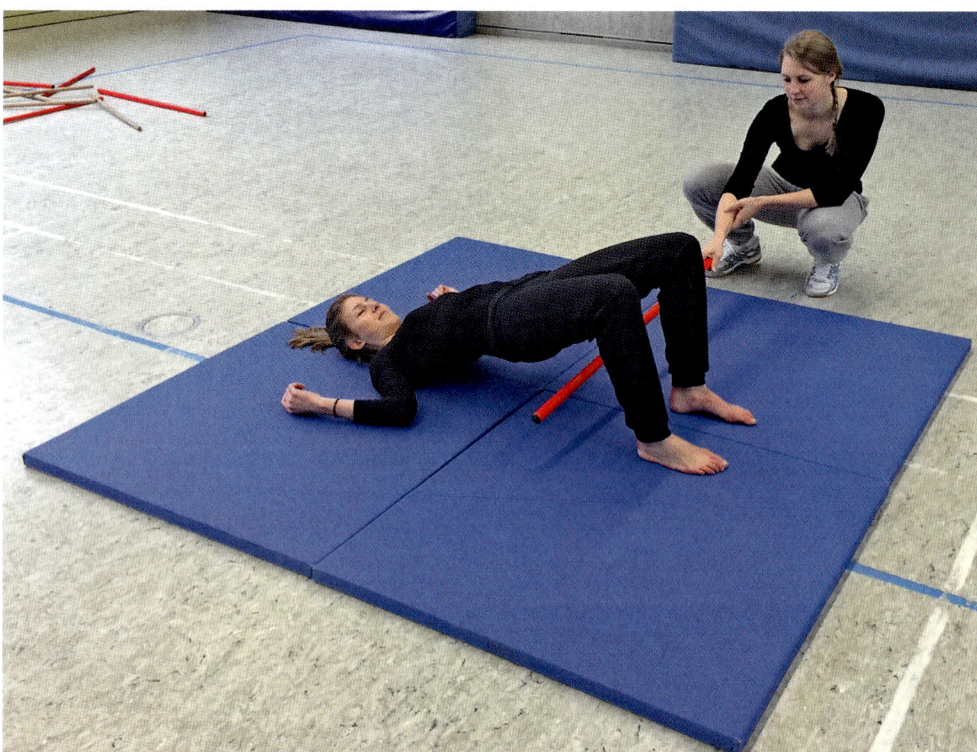

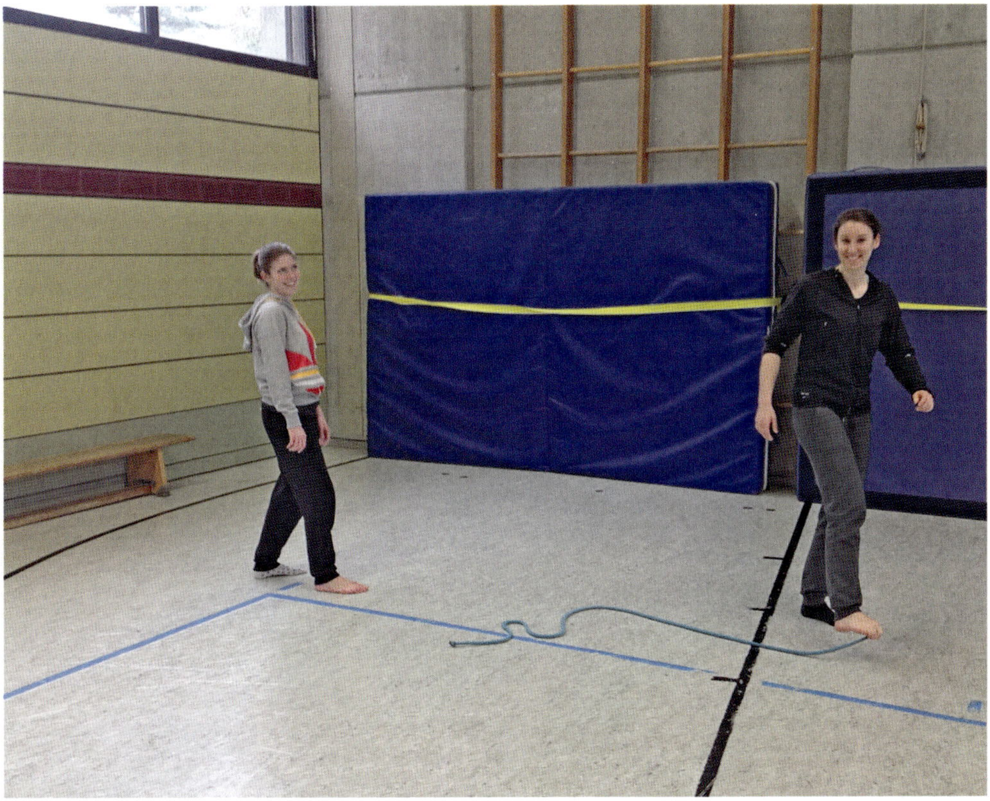

Wie Katz' und Maus

Kennnummer: 5.5

	ein Gymnastikseil
	Diese Übung muss barfuß bzw. mit Strümpfen ausgeführt werden.
	Ein Lernender greift das Gymnastikseil mit den Füßen und zieht es durch die Halle, während der Partner versucht, dieses wiederum mit seinen Füßen zu fangen.
	keine
	gemeinsam
	leicht
	Schnelligkeit

Ringsherum

Kennnummer: 5.6

	ein Ball
	Beide Lernende befindet sich im Grätschsitz gegenüber. Beide linken Füße berühren sich.
	Die Lernende versuchen einen Ball im Uhrzeigersinn herum zu rollen.
	– Beide Lernende sitzen im Grätschsitz Rücken an Rücken – Sitzart ändern (Strecksitz)
	gemeinsam
	leicht
	Koordination

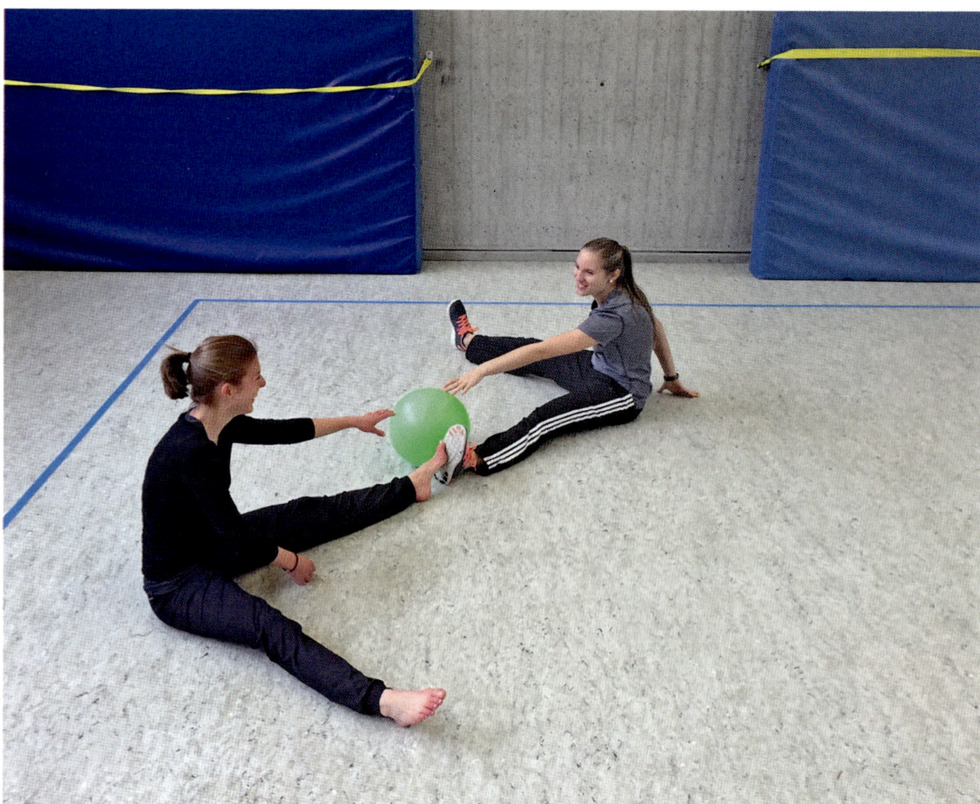

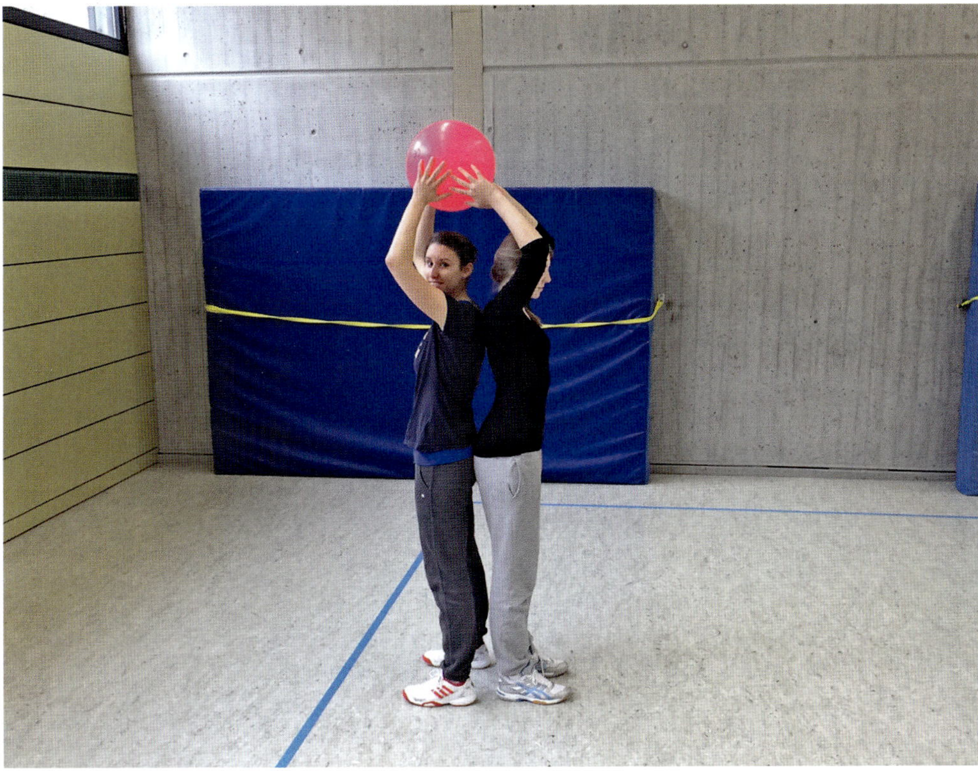

Ballwandern

Kennnummer: 5.7

	ein Ball
	Beide Lernende stehen Rücken an Rücken. Einer hat einen Ball in der Hand.
	Welche Möglichkeiten bieten sich dem Partner einen Ball zu übergeben, ohne dass dieser den Boden berührt?
	– zwei Bälle übergeben – auf einem Bein stehen – Ballart variieren
	gemeinsam
	leicht
	Koordination

Sprossenwandklettern

Kennnummer: 5.8

	– eine Sprossenwand – zwei Weichbodenmatten
	Eine Sprossenwand wird aufgebaut und um diese herum Weichbodenmatten ausgelegt.
	Der Lernende versucht durch die Sprossen der Sprossenwand hindurch zu klettern und sich dabei von unten nach oben zu bewegen. Die oberste Sprosse wird überklettert und danach auf der anderen Seite auf direktem Weg wieder hinunter geklettert.
	Welche weiteren Möglichkeiten fallen den Lernenden ein, die Sprossenwand zu erklimmen?
	abwechselnd/nacheinander
	schwer
	Koordination

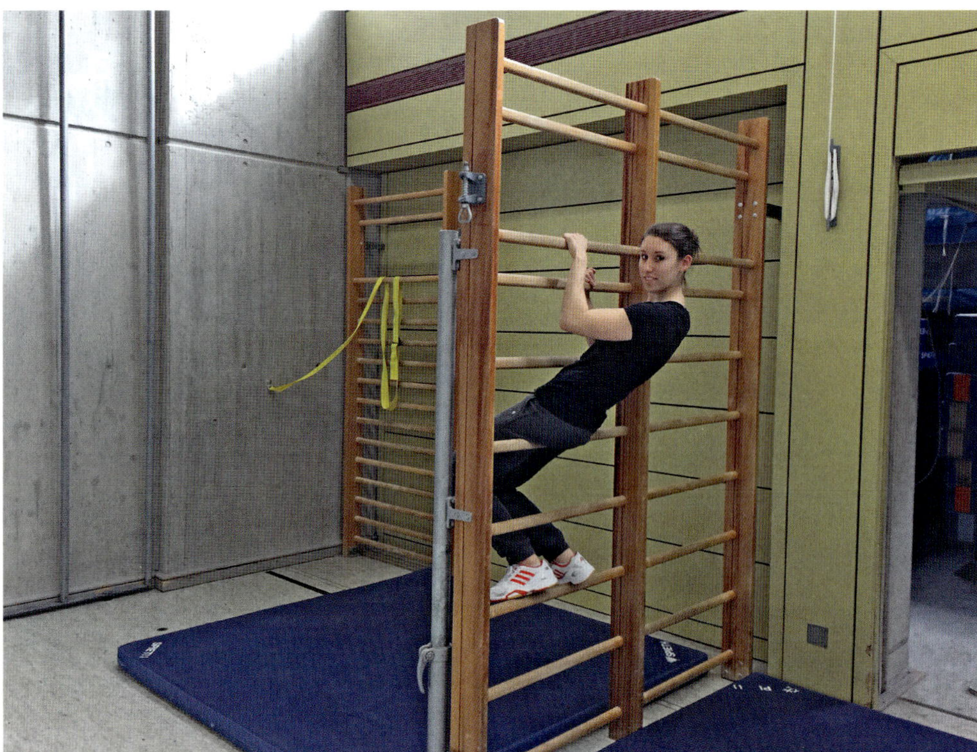

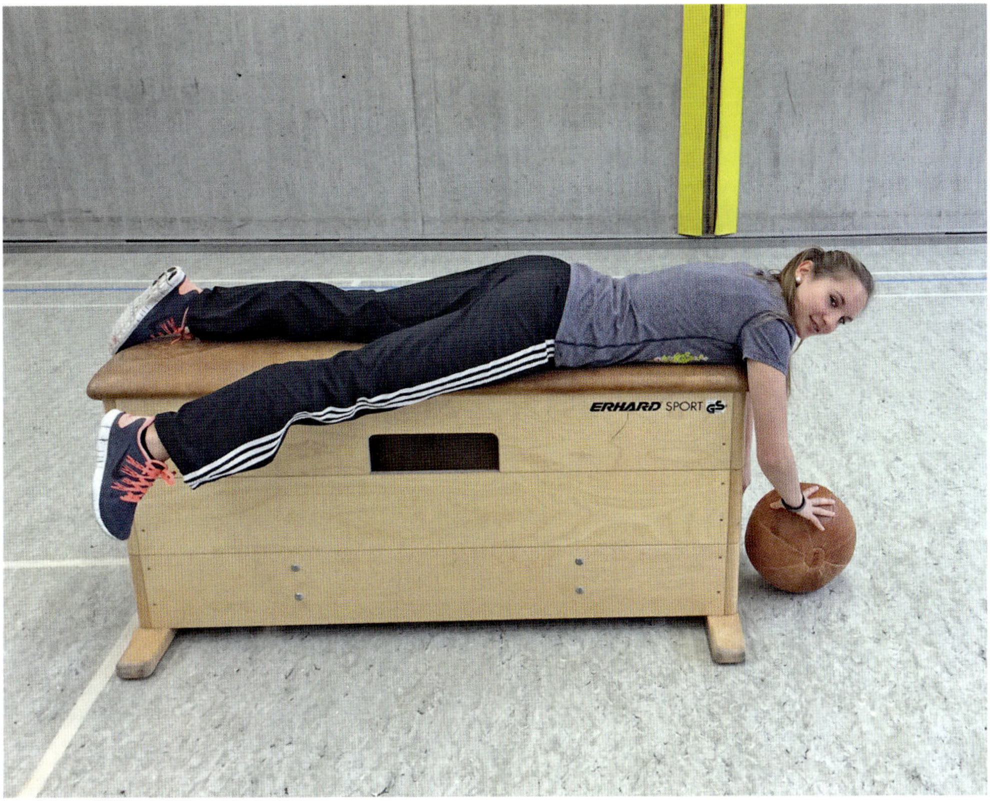

Mit Hand und Fuß

Kennnummer: 5.9

	– ein Turnkasten – ein Medizinball
	Ein Lernender liegt bäuchlings auf dem Turnkasten. Der Turnkasten muss von der Höhe so eingestellt werden, dass der Lernende mit seinen Händen gerade noch den Boden berühren kann.
	Der Lernende versucht in Bauchlage den Ball mit seinen Händen und Füßen um den Turnkasten herum zu führen, ohne dabei seine Grundstellung aufzugeben.
	– andere Ballarten verwenden – rücklings den Ball herum führen
	abwechselnd/nacheinander
	schwer
	Koordination

Heißer Reifen

Kennnummer: 5.10

– Ringe – ein Gymnastikreifen – zwei Gymnastikseile
Ein Gymnastikreifen wird mit zwei Gymnastikseilen an Ringen befestigt.
Der Lernende hat die Aufgabe durch den Reifen hindurch zu kommen, ohne dabei den Gymnastikreifen zu berühren.
– die Höhe zum Boden variieren – mehrere Gymnastikreifen hintereinander hängen
abwechselnd/nacheinander
schwer
Koordination

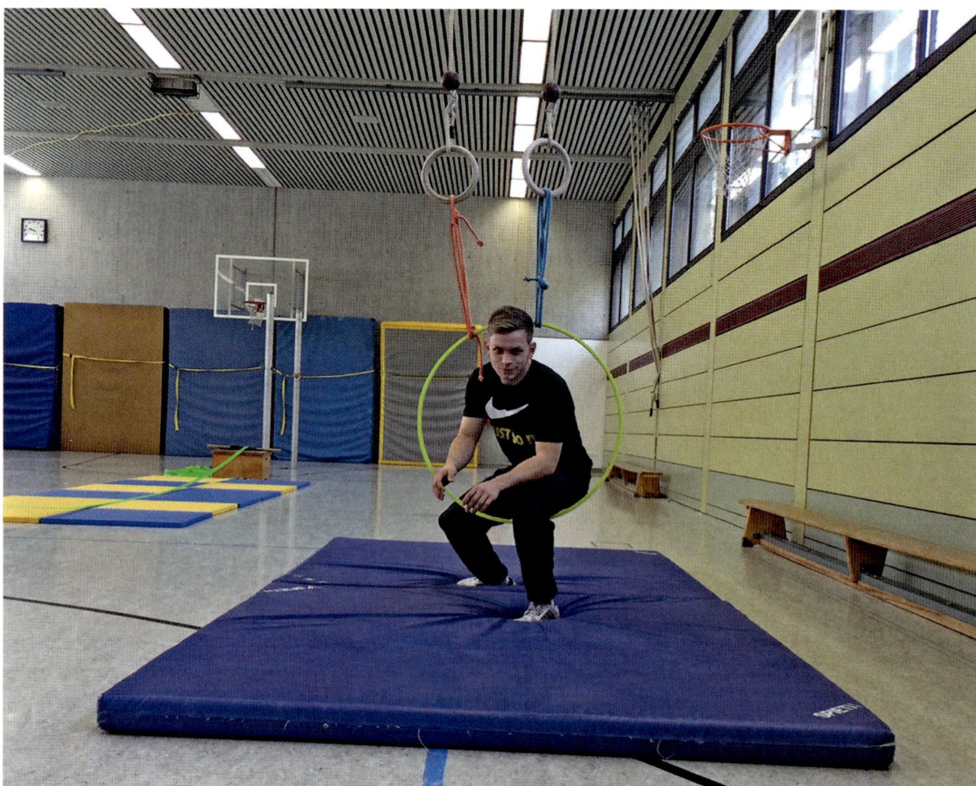

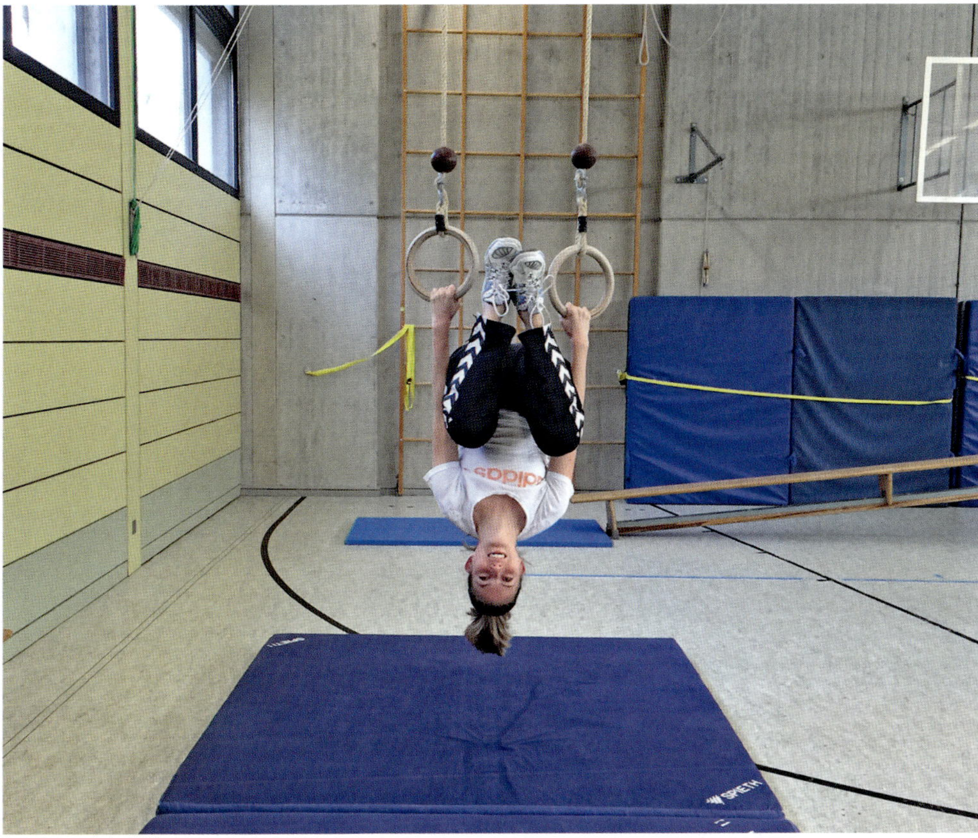

Um die Achse

Kennnummer: 5.11

	Ringe
	Der Lernende hängt an zwei Ringen.
	Welche Arten von Drehungen an den Ringen fallen dem Lernenden ein und lassen sich realisieren?
	Höhe der Ringe zum Boden variieren
	abwechselnd/nacheinander
	leicht
	– Kraft – Koordination

Raupe

Kennnummer: 5.12

	eine Teppichfließe
	Der Lernende steht auf einer Teppichfließe.
	Welche Arten der Fortbewegung lassen sich entwickeln, wenn mindestens immer eine Hand Kontakt zum Boden haben muss?
	mit zwei Teppichfließen voran stützeln
	abwechselnd/nacheinander
	leicht
	Koordination

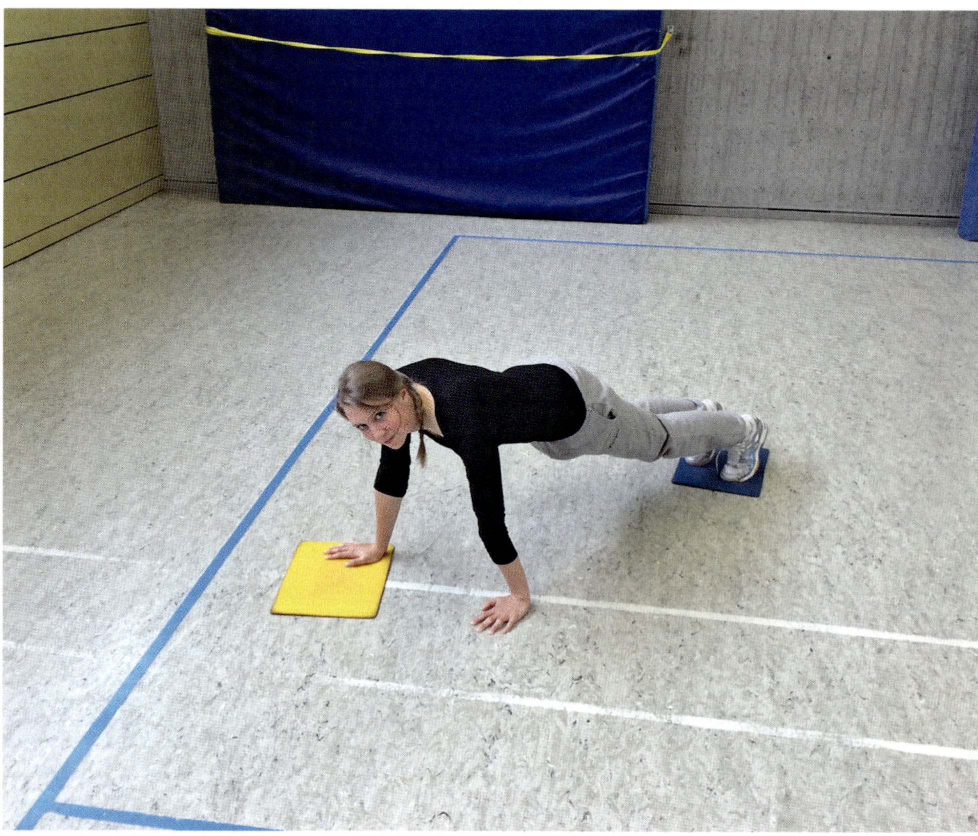

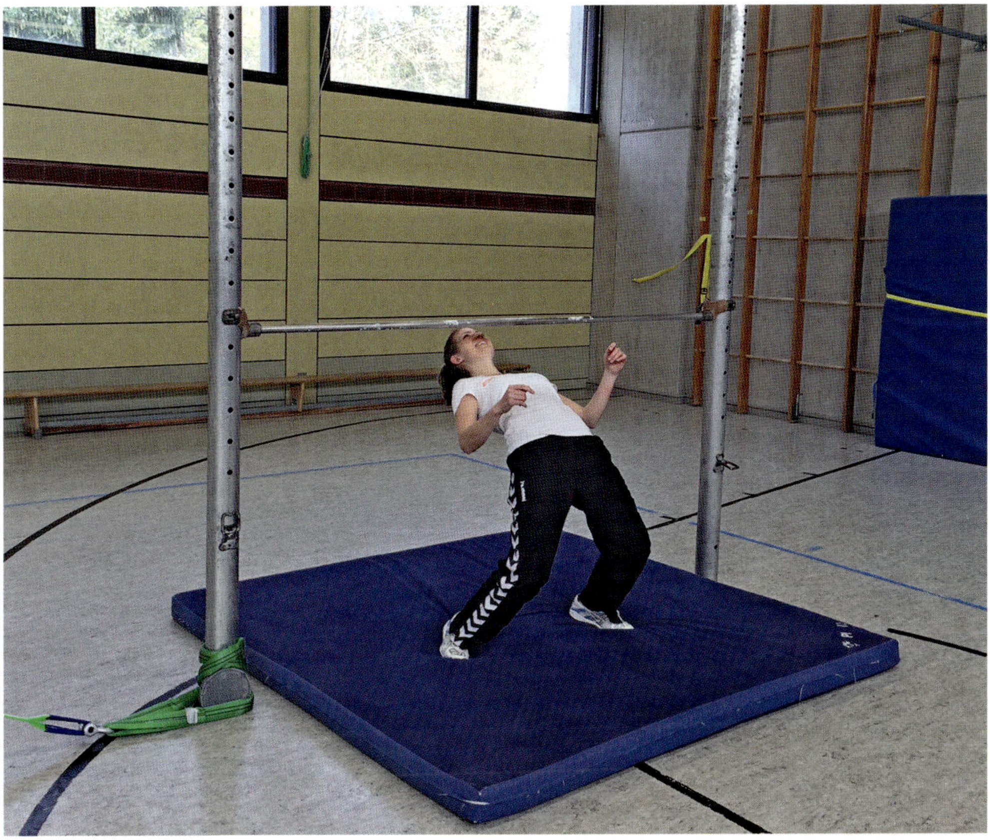

Limbo

Kennnummer: 5.13

	ein Reck
	Ein Reck wird aufgestellt. Die Reckstange befindet sich anfangs auf Brusthöhe des Lernenden.
	Ohne Armeinsatz versucht der Lernende die Reckstange zu unterqueren.
	die Höhe der Reckstange variieren
	abwechselnd/nacheinander
	mittel
	Koordination

Schlittschuhschritt

Kennnummer: 5.14

– vier Langbänke – eine Teppichfließe
Es werden zwei Bänke neben- und hintereinander aufgestellt. Am Anfang der ersten Bankreihe liegt mittig eine Teppichfließe.
Der Lernende rollert mit dem linken/rechten Bein über die Bänke, indem er sich mit dem „freien“ Bein vom Boden abdrückt.
Anzahl der Bänke variieren
abwechselnd/nacheinander
mittel
Koordination

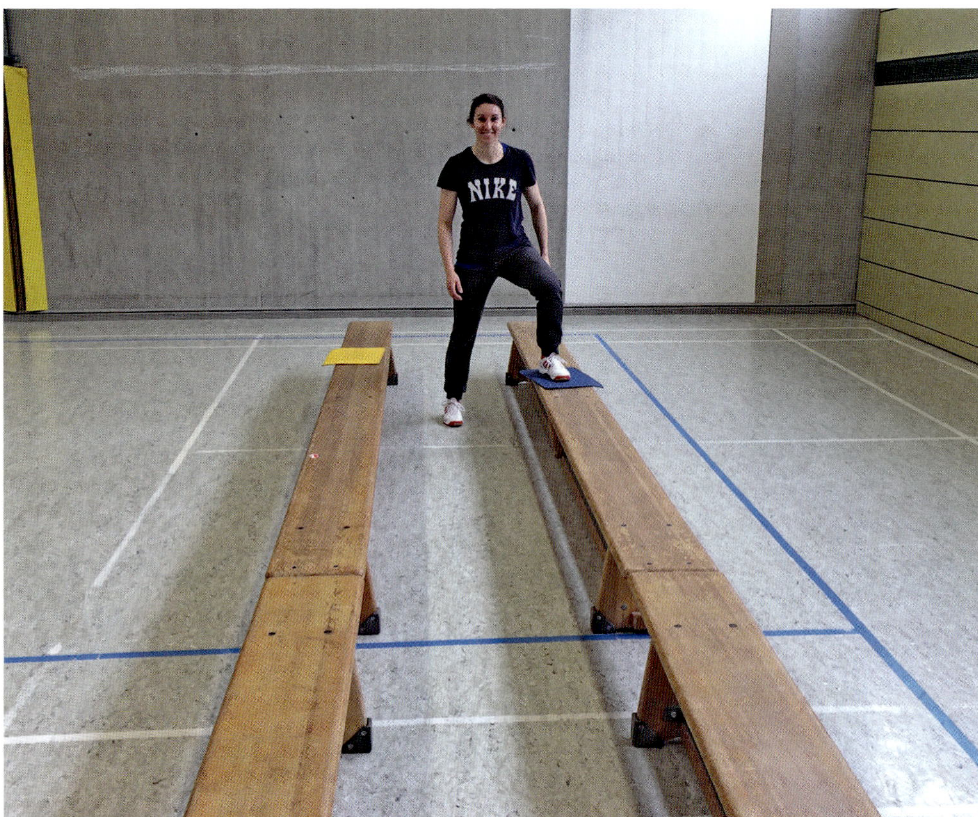

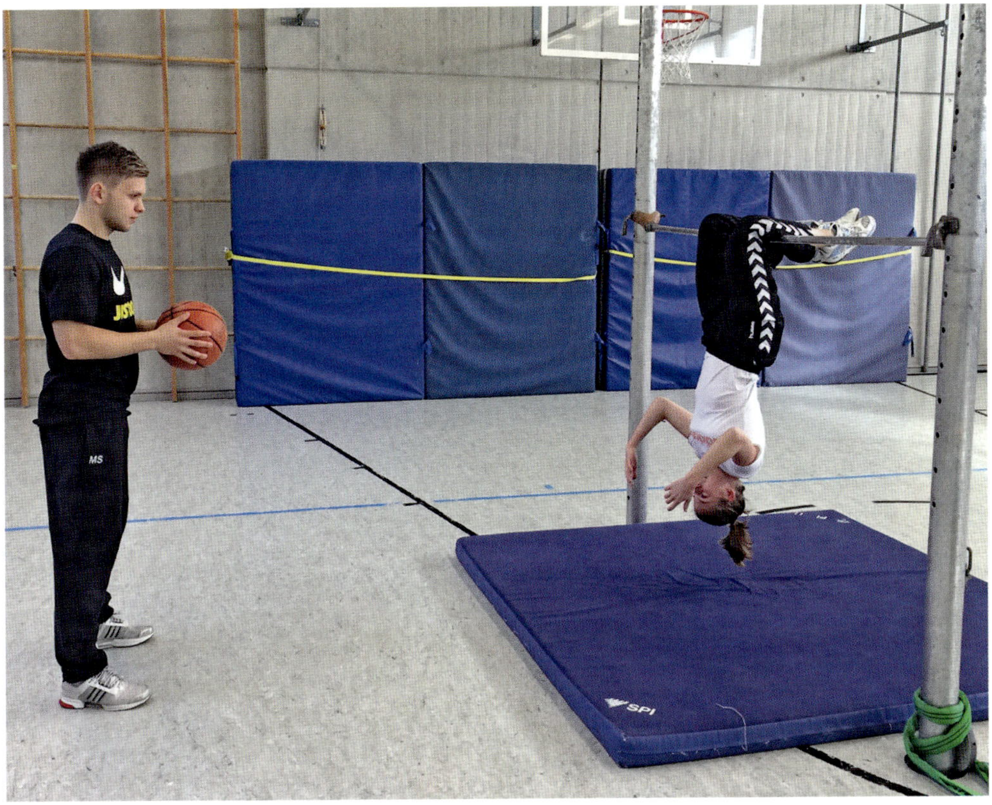

Pendelei

Kennnummer: 5.15

	– ein Reck – ein Ball
	Der Lernende befindet sich im Kniehang am Reck. Der Partner steht ihm mit einem Ball in der Hand gegenüber.
	Während der Lernende hin und her schwingt, spielt ihm der Partner einen Ball zu, welcher gefangen und zurückgespielt werden soll.
	– unterschiedliche Bälle verwenden – zwei Bälle zuspielen
	abwechselnd/nacheinander
	schwer
	– Kraft – Koordination

Berührungsangst

Kennnummer: 5.16

	- mehrere Langbänke - mehrere Turnkästen - mehrere Turnmatten - mehrere Bodenläufer (aufgerollt)
	Unter Verwendung der o.g. Materialien wird ein Parcours errichtet.
	Welche Möglichkeiten fallen den Lernenden ein, diesen Parcours so schnell wie möglich zu durchqueren, ohne dabei die Geräte/Materialien zu berühren?
	Aufbau des Parcours variieren bzw. erweitern
	abwechselnd/nacheinander
	mittel
	Koordination

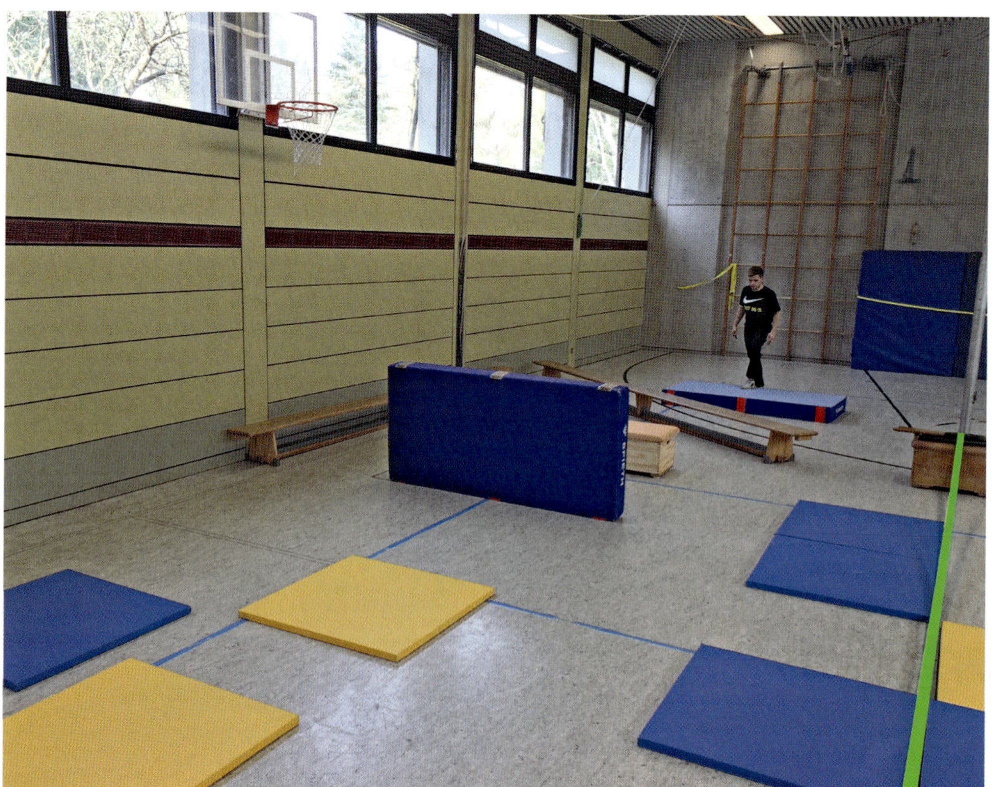

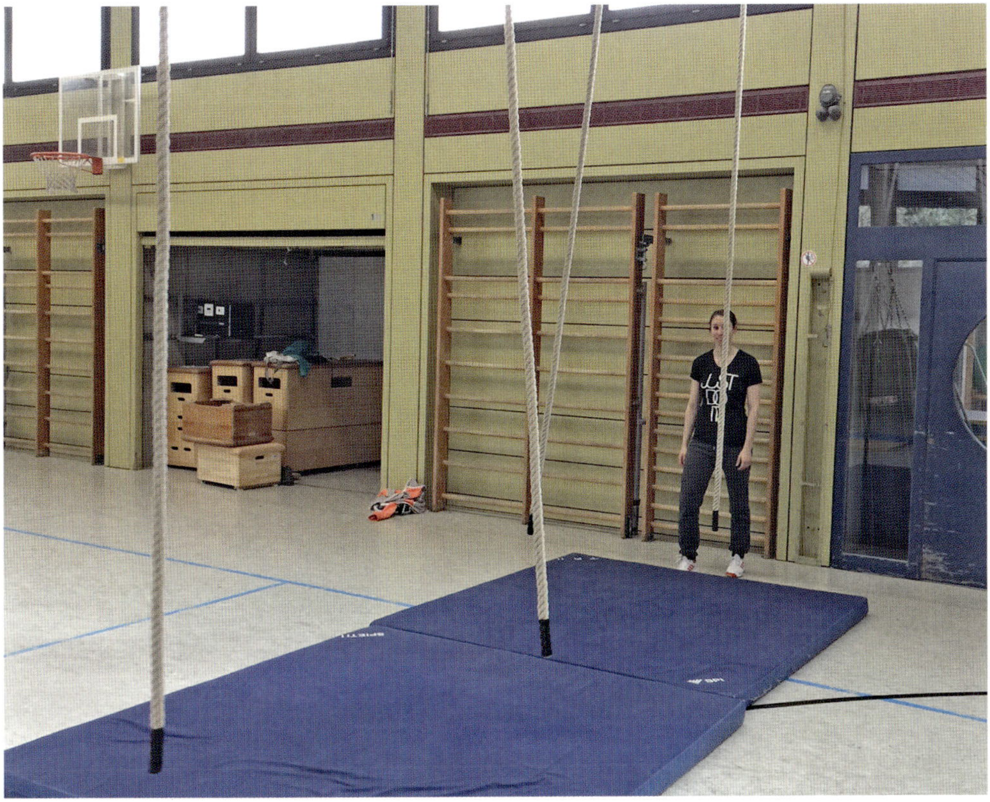

Klettertaustraße

Kennnummer: 5.17

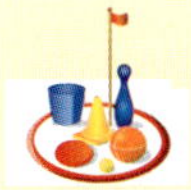	– mehrere Klettertaue (alternativ: Ringe) – mehrere Turnmatten (alternativ: ein Bodenläufer)
	Mehrere Klettertaue werden hintereinander geschaltet, sodass eine Klettertaustraße entsteht. Unter diese Reihe werden Turnmatten ausgelegt.
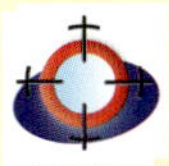	Während der Partner die Klettertaue in Schwingung versetzt, versucht der Lernende die Klettertaustraße auf den Matten zu durchlaufen, ohne dabei die Klettertaue zu berühren.
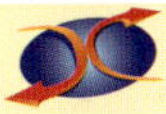	Anzahl der Klettertaue variieren
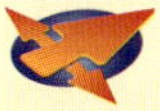	abwechselnd/nacheinander
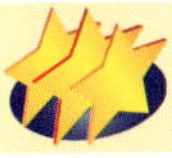	mittel
	– Koordination – Schnelligkeit

Durch den Tunnel

Kennnummer: 5.18

mehrere Kasteninnenteile
Mehrere Kasteninnenteile werden als Tunnel ineinander gestellt.
Welche Möglichkeiten gibt es, durch den Tunnel zu kriechen?
– Aufbau und Länge des Tunnels variieren – mit einem Rollbrett durch den Tunnel fahren – mit geschlossenen Augen durch den Tunnel kriechen
abwechselnd/nacheinander
mittel
Koordination

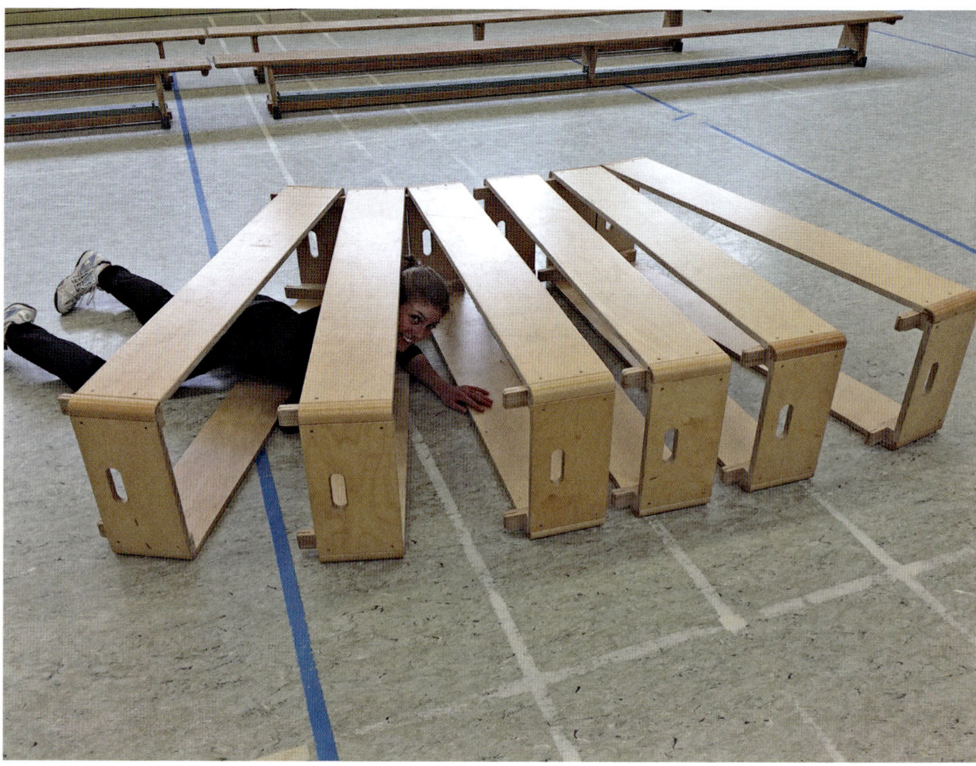

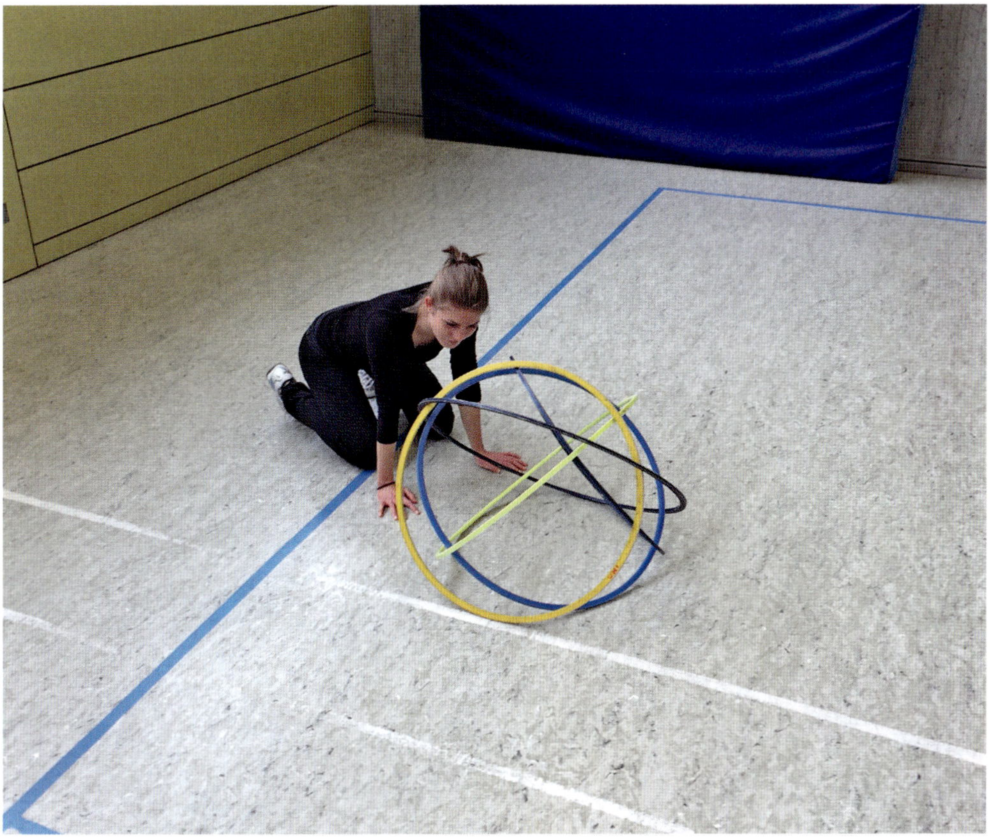

Durch das Iglu

Kennnummer: 5.19

	sechs Gymnastikreifen
	Aus sechs Gymnastikreifen wird ein Iglu zusammengestellt.
	Auf welche Art und Weise gelingt es den Lernenden durch den Korpus hindurch zu kriechen?
	Anzahl der Gymnastikreifen variieren
	abwechselnd/nacheinander
	schwer
	Koordination

Handicap-Tennis

Kennnummer: 5.20

	– einen Luftballon – zwei Schläger (Tischtennis-, Tennis-, Badminton-, Squashschläger o.ä.)
	Jeder Lernende hält einen Schläger in der Hand.
	Beide Lernenden spielen sich den Luftballon hin und her. Dabei soll von hinten durch die Beine gespielt werden.
	– abwechselnd mit der linken bzw. rechten Hand schlagen – den Ball hochspielen und mit dem Partner den Schläger tauschen
	gemeinsam
	mittel
	Koordination

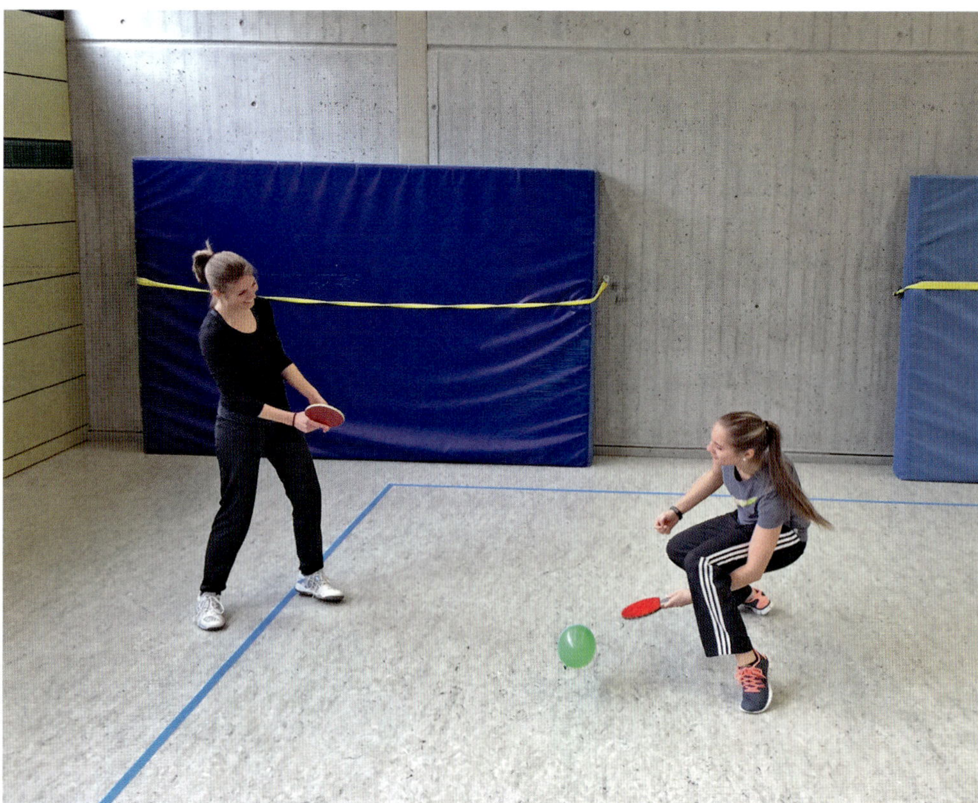

Anhang

Tabelle 3: Verzeichnis über die Realisation und den Schwierigkeitsgrad der Bewegungsaufgabe

Titel	Kennnummer	Realisation der Bewegungsaufgabe		Schwierigkeitsgrad		
		abwechselnd	gemeinsam	leicht	mittel	schwer
Achtung, das Seil kommt!	4.7	X		X		
Affentanz	3.10	X				X
An der Liane	2.17	X			X	
An der Tenniswand	1.2	X			X	
An der Torwand	2.11	X		X		
Auf Berg- und Talfahrt	4.20	X		X		
Auf dem Pezziball	1.4	X		X		
Auf der Sprungschanze	1.20	X		X		
Außer Kontrolle	3.9	X		X		
Balanceakt	3.1	X				X
Bällebalance	1.3	X			X	
Bälledieb	3.11		X			X
Ballmaschine	1.10	X			X	
Balltransport	2.1		X		X	
Ballwandern	5.7		X	X		
Belgischer Kreisel	2.6		X		X	
Berührungsangst	5.16	X			X	
Blindes Tennis	1.6		X			X
Boccia	1.7	X		X		
Bocksprung	1.16		X	X		
Bürosprint	4.1	X		X		
Der Gondoliere	3.2	X			X	

Titel	Kennnummer	Realisation der Bewegungsaufgabe		Schwierigkeitsgrad		
		abwechselnd	gemeinsam	leicht	mittel	schwer
Durch das Iglu	5.19	X				X
Durch den Tunnel	5.18	X			X	
Durch die Gasse	2.18		X	X		
Einer fliegt!	1.12		X	X		
Einmal wenden!	3.12		X		X	
Fahrtspiel	4.8			X		
Falscher Käfer	2.7	X			X	
Flummi	3.6	X		X		
Gegenverkehr	4.18	X				X
Geschwindigkeits-parcours	4.13	X			X	
Gipfelstürmer	2.13	X				X
Gymnastikstab balancieren	1.9	X		X		
Handicap-Tennis	5.20		X		X	
Heißer Reifen	5.10	X				X
Heißer Stab	5.4	X			X	
Hilfestellung	3.15		X			X
Hoch die Wand	4.17	X			X	
Ich fange deinen Stab und du meinen	1.13		X	X		
Im Kolosseum	2.10		X	X		
Im Spinnennetz	3.7	X				X
Im Windkanal	4.19	X		X		
In der Holmengasse	3.17	X			X	
Klettermeister	2.19		X		X	
Klettertaustraße	5.17	X			X	
Klettertauziehen	3.18		X		X	
Korbball	3.14	X			X	

Titel	Kennnummer	Realisation der Bewegungsaufgabe		Schwierigkeitsgrad		
		abwechselnd	gemeinsam	leicht	mittel	schwer
Korbleger	3.20	X				X
Krebstransport	2.4	X		X		
Liegestützschieben	3.13		X		X	
Liegestützschlange	3.16		X		X	
Liegestützwandern	2.8		X			X
Limbo	5.13	X			X	
Luftballon-Jonglage	1.1	X			X	
Luftballonfangen	4.9		X	X		
Luftballontennis	2.9		X	X		
Mattenschaukel	2.14		X	X		
Mikado	5.3		X			X
Mit dem Schuh	1.5	X			X	
Mit Hand und Fuß	5.9	X				X
Mit Schwung in den Korb	1.8		X	X		
Namenlegen	5.1	X			X	
Pendelei	5.15	X				X
Pendelndes Netz	2.12		X		X	
Pezziballrangeln	2.3		X	X		
Pezziballrollen	5.2	X				X
Pezziballschießen	3.8	X		X		
Pferderennen	4.11		X		X	
Prellwandball	1.17		X			X
Punktlandung	1.18	X		X		
Raupe	5.12	x		X		
Rebounding	4.2		x	X		
Reifenchaos	4.14	X			X	
Reifenmix	4.16	X			X	

Titel	Kennnummer	Realisation der Bewegungsaufgabe		Schwierigkeitsgrad		
		abwechselnd	gemeinsam	leicht	mittel	schwer
Revanche	2.2		X			X
Ringsherum	5.6		X	X		
Schlepper fahren	3.19	X				X
Schlittschuhschritt	5.14	X			X	
Schrittfolge	1.11	X		X		
Schwertransport	2.15		X			X
Skeleton	2.20		X	X		
Speedcourt	4.3	X		X		
Speedline	4.15		X			X
Spiegelverkehrt	1.14		X		X	
Sprossenwand-klettern	5.8	X				X
Sprungwunder	3.4	X		X		
Squash	4.10		X		X	
Stabwechsel	4.6		X		X	
Sushi	3.3	X		X		
Tandemlauf	2.16		X	X		
Tandemspringen	1.15		X		X	
Teppichfließen-rutschen	4.5	X		X		
Überholmanöver	1.19		X		X	
Um die Achse	5.11	X		X		
Vorwärts oder rückwärts	4.12	X		X		
Wie Katz' und Maus	5.5		X	X		
Zeitungslauf	4.4	X			X	
Zwillingslauf	2.5		X			X
Zwischen den Langbänken	3.5	X		x		

Tabelle 4: Verzeichnis über die übergeordneten Zielkategorien an den Stationen

Name	Zielkategorien				
	Koordination	Schnelligkeit	Ausdauer	Kraft	Beweglichkeit
Achtung, das Seil kommt!	x	x			
Affentanz	x			x	x
An der Liane	x		x	x	
An der Tenniswand	x	x			
An der Torwand	x		x		
Auf Berg- und Talfahrt	x	x			
Auf dem Pezziball	x				x
Auf der Sprungschanze	x				
Außer Kontrolle	x			x	
Balanceakt	x			x	
Bällebalance	x				
Bälledieb			x	x	x
Ballmaschine	x			x	
Balltransport	x		x	x	
Ballwandern	x				x
Belgischer Kreisel			x		x
Berührungsangst	x				x
Blindes Tennis	x	x			
Boccia	x				
Bocksprung	x				x
Bürosprint	x	x		x	
Der Gondoliere	x	x		x	
Durch das Iglu	x				x
Durch den Tunnel	x				x
Durch die Gasse	x		x		
Einer fliegt!	x		x		
Einmal wenden!			x	x	
Fahrtspiel	x	x			

Name	Zielkategorien				
	Koordination	Schnelligkeit	Ausdauer	Kraft	Beweglichkeit
Falscher Käfer			x	x	
Flummi	x		x	x	
Gegenverkehr	x	x			
Geschwindigkeits-parcours	x	x			
Gipfelstürmer			x	x	
Gymnastikstab balancieren	x				
Handicap-Tennis	x				x
Heißer Reifen	x				x
Heißer Stab	x				x
Hilfestellung	x			x	
Hoch die Wand	x	x			
Ich fange deinen Stab und du meinen	x	x			
Im Kolosseum	x		x		
Im Spinnennetz	x			x	x
Im Windkanal				x	
In der Holmengasse			x	x	
Klettermeister	x		x	x	
Klettertaustraße	x	x			x
Klettertauziehen	x			x	
Korbball	x			x	
Korbleger	x			x	
Krebstransport			x	x	
Liegestützschieben			x	x	
Liegestützschlange			x	x	
Liegestützwandern			x	x	
Limbo	x				x
Luftballon-Jonglage	x		x		

Name	Zielkategorien				
	Koordination	Schnelligkeit	Ausdauer	Kraft	Beweglichkeit
Luftballonfangen	x	x			
Luftballontennis	x		x		
Mattenschaukel	x		x		
Mikado	x				x
Mit dem Schuh	x	x			
Mit Hand und Fuß	x				x
Mit Schwung in den Korb	x				
Namenlegen	x			x	x
Pendelei	x			x	x
Pendelndes Netz	x		x		
Pezziballrangeln	x		x	x	
Pezziballrollen	x			x	x
Pezziballschießen				x	x
Pferderennen	x	x			
Prellwandball	x	x			
Punktlandung	x				
Raupe	x				x
Rebounding	x	x			
Reifenchaos		x	x		
Reifenmix	x	x			
Revanche		x	x	x	
Ringsherum	x				x
Schlepper fahren			x	x	
Schlittschuhschritt	x				x
Schrittfolge	x	x			
Schwertransport			x	x	
Skeleton	x		x	x	
Speedcourt	x	x			
Speedline	x	x			

Name	Zielkategorien				
	Koordination	Schnelligkeit	Ausdauer	Kraft	Beweglichkeit
Spiegelverkehrt	x		x		
Sprossenwandklettern	x				x
Sprungwunder			x	x	
Squash	x	x			
Stabwechsel	x	x			
Sushi	x			x	
Tandemlauf	x		x		
Tandemspringen	x		x		
Teppichfließenrutschen	x	x			
Überholmanöver	x				x
Um die Achse	x			x	x
Vorwärts oder rückwärts	x	x			
Wie Katz´ und Maus		x			x
Zeitungslauf	x	x			
Zwillingslauf			x	x	
Zwischen den Lang-bänken	x		x	x	

Sachwortregister

Tabelle 5: Sachwortregister

Material	Kennnummer	Name
Ball	1.2	An der Tenniswand
	1.3	Bällebalance
	1.5	Mit dem Schuh
	1.6	Blindes Tennis
	1.7	Boccia
	1.8	Mit Schwung in den Korb
	1.10	Ballmaschine
	1.16	Bocksprung
	1.17	Prellwandball
	2.1	Balltransport
	2.11	An der Torwand
	2.12	Pendelndes Netz
	2.18	Durch die Gasse
	3.1	Balanceakt
	3.3	Sushi
	3.7	Im Spinnennetz
	3.10	Affentanz
	3.11	Bälledieb
	3.14	Korbball
	3.20	Korbleger
	4.2	Rebounding
	4.10	Squash
	4.15	Speedline
	4.18	Gegenverkehr
	4.19	Im Windkanal
	5.6	Ringsherum
	5.7	Ballwandern
	5.15	Pendelei

Material	Kennnummer	Name
Ballnetz	2.12	Pendelndes Netz
Ballwagen	2.1	Balltransport
	3.1	Balanceakt
	3.3	Sushi
Bananenkiste	4.13	Geschwindigkeitsparcours
Barren	3.17	In der Holmengasse
Basketballkorb	1.8	Mit Schwung in den Korb
	4.2	Rebounding
Bodenläufer	4.18	Gegenverkehr
	5.16	Berührungsangst
Bürostuhl	4.1	Bürosprint
Gymnastikreifen	1.18	Punktlandung
	4.14	Reifenchaos
	4.16	Reifenmix
	5.10	Heißer Reifen
	5.19	Durch das Iglu
Gymnastikseil	1.15	Tandemspringen
	2.14	Mattenschaukel
	3.19	Schlepper fahren
	4.7	Achtung, das Seil kommt!
	5.1	Namenlegen
	5.5	Wie Katz' und Maus
	5.10	Heißer Reifen
Gymnastikstab	1.9	Gymnastikstab balancieren
	1.13	Ich fange deinen Stab und du meinen
	2.9	Luftballontennis
	3.2	Der Gondoliere
	3.3	Sushi
	4.6	Stabwechsel
	5.3	Mikado
	5.4	Heißer Stab

Material	Kennnummer	Name
Handballtor	1.17	Prellwandball
Kletterstange	2.13	Gipfelstürmer
Klettertau	1.20	Auf der Sprungschanze
	2.17	An der Liane
	3.18	Klettertauziehen
	5.17	Klettertaustraße
Kreide	4.17	Hoch die Wand
Langbank	1.10	Ballmaschine
	1.11	Schrittfolge
	1.19	Überholmanöver
	1.20	Auf der Sprungschanze
	3.1	Balanceakt
	3.5	Zwischen den Langbänken
	3.18	Klettertauziehen
	3.19	Schlepper fahren
	4.19	Im Windkanal
	4.20	Auf Berg- und Talfahrt
	5.14	Schlittschuhschritt
	5.16	Berührungsangst
Luftballon	1.1	Luftballon-Jonglage
	2.9	Luftballontennis
	4.9	Luftballonfangen
	5.20	Handicap-Tennis
Markierungshütchen	2.7	Falscher Käfer
	3.16	Liegestützschlange
	4.3	Speedcourt
	4.12	Vorwärts oder rückwärts
Medizinball	1.10	Ballmaschine
	1.12	Einer fliegt!
	2.4	Krebstransport

Material	Kennnummer	Name
	3.14	Korbball
	3.19	Schlepper fahren
	4.20	Auf Berg- und Talfahrt
	5.8	Sprossenwandklettern
Stepper	1.14	Spiegelverkehrt
Teppichfließe	2.10	Im Kolosseum
	3.19	Schlepper fahren
	4.5	Teppichfließenrutschen
	4.11	Pferderennen
	5.12	Raupe
	5.14	Schlittschuhschritt
Theraband	4.11	Pferderennen
Turnhocker	2.8	Liegestützwandern
	3.14	Korbball
Turnkasten	1.12	Einer fliegt!
	1.18	Punktlandung
	2.13	Gipfelstürmer
	2.17	An der Liane
	2.19	Klettermeister
	3.20	Korbleger
	4.20	Auf Berg- und Talfahrt
	5.9	Mit Hand und Fuß
	5.16	Berührungsangst
	5.18	Durch den Tunnel
Turnmatte	2.14	Mattenschaukel
	2.15	Schwertransport
	2.19	Klettermeister
	3.2	Der Gondoliere
	3.15	Hilfestellung
	4.13	Geschwindigkeitsparcours

Literaturverzeichnis

Baumann, H. & Diener, H. (1999). *Turnen spielend erleben* (Bd. 1) (1. Aufl.). Frankfurt a. M., Aarau, Frankfurt a. M., Salzburg: M. Diesterweg; Sauerländer.

Gerling, I.E. (2009). *Basisbuch Gerätturnen. Von Bewegungsgrundformen mit Spiel und Spaß zu Basisfertigkeiten* (6., überarb. Aufl.). Aachen: Meyer & Meyer.

Hohmann, A., Lames, M. & Letzelter, M. (2007). *Einführung in die Trainingswissenschaft* (4., überarb. und erw. Aufl.). Wiebelsheim: Limpert.

Lange, H. (2000). Warum nicht in der Halle trainieren? *Leichtathletiktraining* (12), 4–11.

Lange, H. (2010). Koordinationslernen – Pädagogische Begründung eines unterrichtspraktischen Modells. *SportPraxis, 51* (Sonderheft), 4–9.

Lange, H. (2013a). Fitness im Schulsport. In H. Lange & M. Baschta (Hrsg.), *Fitness im Schulsport* (S. 15–25). Aachen: Meyer & Meyer.

Lange, H. (Hrsg.) (2013b). *Spielend Bälle spielen. 144 praxiserprobte Übungen und Spiele zur Koordinationsschulung im Ballsport*. Wiebelsheim: Limpert.

Lange, H. & Baschta, M. (Hrsg.) (2013). *Fitness im Schulsport* (Bd. 23). Aachen: Meyer & Meyer.

Rammler, H. & Zöller, H. (1996). *Kleine Spiele – wozu?* (3., überarb. Aufl.). Wiesbaden: Limpert.

Schubert, R. & Späte, D. (2005). *Kinderhandball. Spaß von Anfang an; [für 6- bis 12-jährige Mädchen und Jungen]* ([offizielles Lehrbuch des Deutschen Handballbundes] / hrsg. vom Deutschen Handballbund; 1) (3. Aufl.). Münster: Philippka-Sportverl.

Weineck, J. (2007). *Optimales Training. Leistungsphysiologische Trainingslehre unter besonderer Berücksichtigung des Kinder- und Jugendtrainings* (15. Aufl.). Balingen: Spitta.

Der Autor

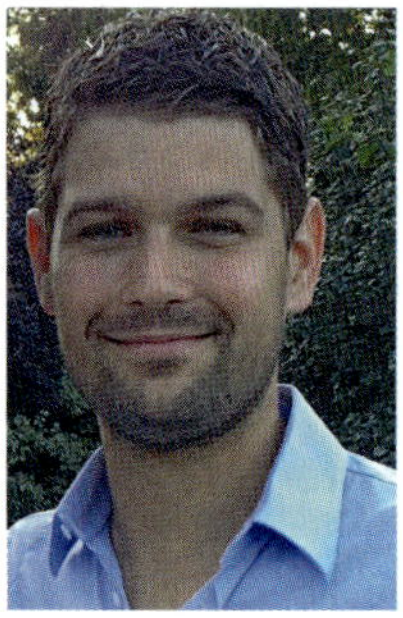

Dr. Matthias Obinger ist Dozent am Institut für Sportwissenschaft der Universität Würzburg und fungiert dabei als „Lehrkraft für besondere Aufgaben". Schwerpunktmäßig kümmert er sich um die motorische Entwicklung und Gesundheit im Kindes- und Jugendalter (Forschungsfeld: „Bewegung & Bewegungsbildung"). Matthias Obinger arbeitet in der universitären Handball-Ausbildung und verfolgt dabei einen ganzheitlich orientierten Ansatz (Aristotelisches Bewegungskonzept). Außerdem ist er A-Lizenz-Trainer des Deutschen Handballbundes und als Landestrainer sowie als verantwortlicher B-Lizenz-Ausbilder beim Bayerischen Handball-Verband tätig.